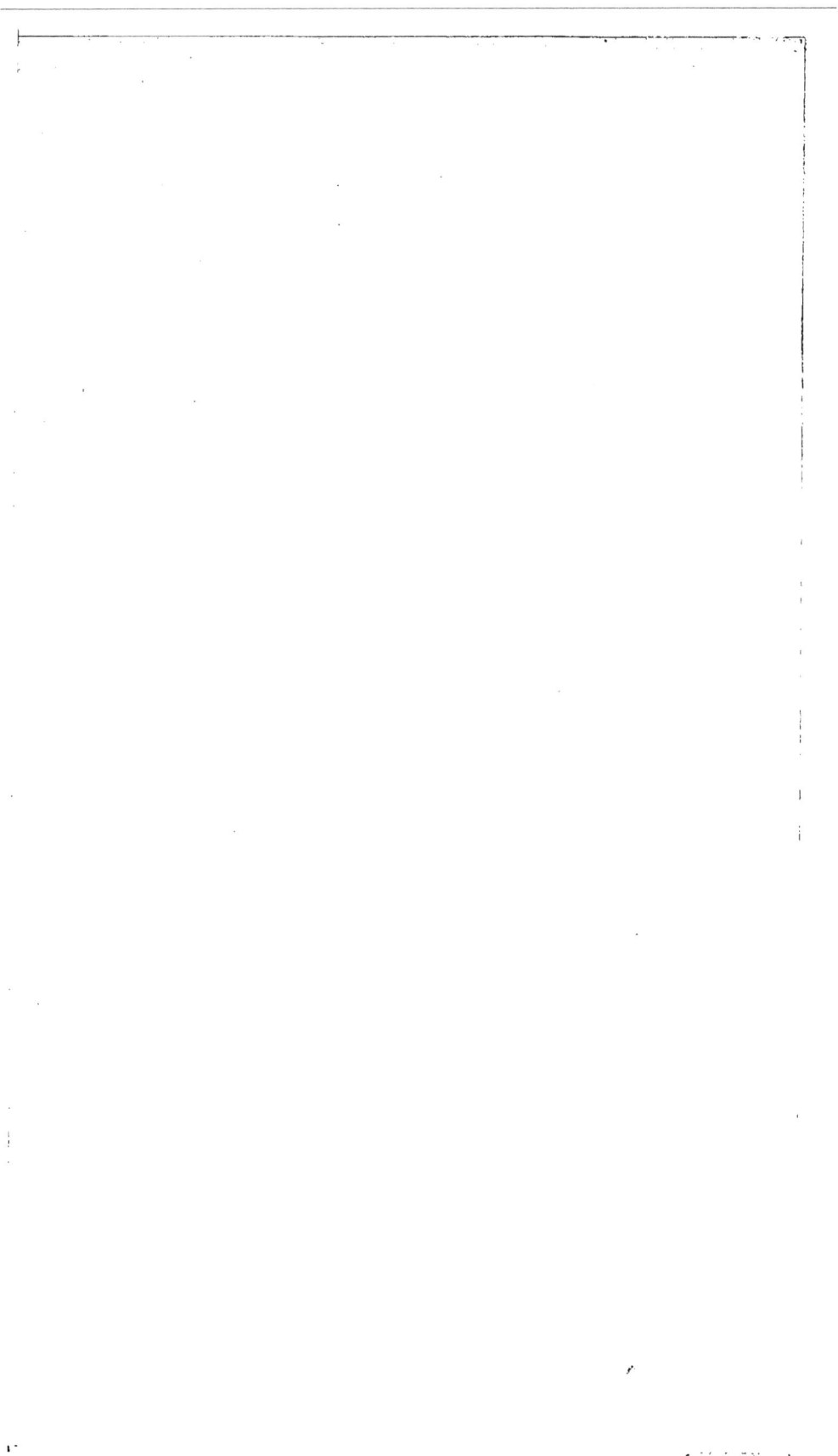

TOPOGRAPHIE

PHYSIQUE ET MÉDICALE

D'AVIGNON

ET DE SON TERRITOIRE.

Par le Citoyen PAMARD,

OFFICIER de santé en chef de l'Hôpital civil et militaire d'Avignon, Membre du Lycée de Vaucluse ; Associé de la Société de Médecine de Marseille, de celle de Toulouse, de l'Institut de santé et de salubrité du Gard, de la Société d'agriculture de Carpentras. *de la Société médicale de Montpellier.*

Imprimée par ordre et aux frais de l'Administration municipale.

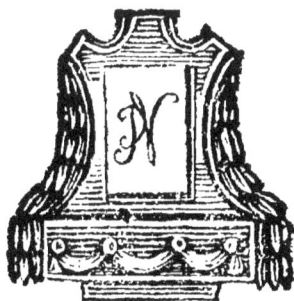

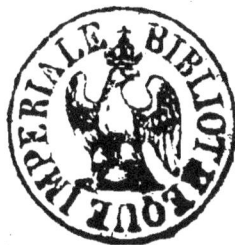

A AVIGNON,

Chez J. J. NIEL, Imprimeur - Libraire, place du Change.

———————————

L'an dix de la République française.

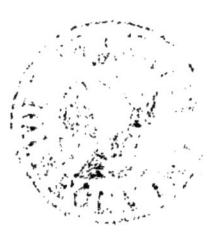

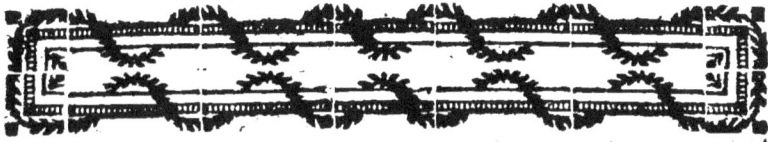

AUX CITOYENS
MAIRE ET ADJOINTS
DE LA VILLE D'AVIGNON,

Vous sacrifiez votre repos au nôtre ; vous veillez à notre sûreté ; vous faites plus pour notre bonheur que nous-mêmes ; on vous voit toujours saisir avec empressement tout ce que vous croyez propre à nous servir : souffrez que l'*Auteur*, dont vous accueillez , dont vous publiez le travail , peu satisfait de confondre ses vœux avec ceux de tous vos administrés , vous offre publiquement le témoignage des sentimens de respect et de reconnoissance que lui inspirent vos vertus et votre bienveillance.

J'ai l'honneur d'être votre dévoué Concitoyen,

PAMARD.

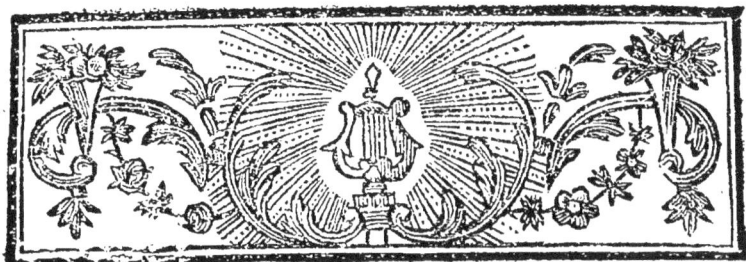

TOPOGRAPHIE

PHYSIQUE ET MÉDICALE

D'AVIGNON ET DE SON TERRITOIRE,

ACCOMPAGNÉE

De quelques Réflexions politiques et économiques, à mesure que le sujet les fournira.

SECTION PREMIERE.

De la situation de la Ville, de sa construction, de ses eaux, de ses promenades.

LA ville d'Avignon est située au 43 deg. 57 min. 25 sec. de latitude, et à 2 deg. 28 min. 33 sec. de longitude de l'observatoire de Paris.

Sa forme est à peu près ovale. Elle occupe une surface de 226 hectares ou arpens, 16 ares et 28 mètres carrés. Elle est entourée de murailles ornées de créneaux enlevés en partie, flanquées par intervalles de tours et de tourelles qui en coupent l'uniformité. Elles ont plus d'élégance que de force. Elles sont assez bien conservées par le soin qu'en avoit l'ancien gouvernement. La ville reçoit d'elles

A 3

un aspect à la fois imposant et agréable. Elles sont percées de sept portes, parmi lesquelles il y en avoit de très-ornées et d'un bel ordre d'architecture : mais le vandalisme révolutionnaire les a presque entiérement ou dégradées ou démolies.

Il s'en faut bien que l'intérieur de la ville réponde à l'idée de grandeur et de beauté qu'on en conçoit au dehors. Un rocher fort élevé, situé au nord, le ci-devant palais, des églises, des cimetières, des couvens démolis ou jusqu'à présent inutiles, des jardins immenses, des prairies, des canaux, occupent plus d'un tiers de sa surface. Les maisons sont assez généralement mal bâties, surtout dans les quartiers le plus peuplés ; ce n'est guère qu'au milieu de la ville et vers les parties méridionale et occidentale, que l'on trouve quelques maisons spacieuses, quelques hôtels agréables et d'un assez bon goût ; encore la plupart de ces derniers ont tellement souffert par le défaut de réparations et par l'effet des mouvemens anarchiques, que quelques-uns sont délabrés et à peine habitables.

Le ci-devant palais, composé de sept grandes tours hautes de près de 50 mètres, domine toute la ville. Il est bâti sur le penchant méridional du rocher, et quoique construit sans élégance et sans grace, vu de loin, il donne à la ville, par son élévation et par sa masse, un air imposant et majestueux.

L'exposition de la ville est fort heureuse. La majeure partie en est située sur une plaine au levant du rocher : la partie qui répond au midi le cède de peu en étendue à la première ; elle repose sur une pente presqu'insensible. Celle qui regarde le couchant est la moins considérable ; elle est bâtie sur une espèce d'amphithéâtre dont la pente est très-rapide dans quelques points.

La situation du terrein, plus que le génie des fondateurs, a commandé cette distribution favorable et salubre. Les maisons, d'abord bâties sur la montagne, s'étendirent bientôt sur son penchant, puis sur la plaine qui étoit au levant ; le Rhône abandonnant, par la suite, du terrein au midi et au couchant, on en profita, pour s'établir sur ses bords qui offroient plus d'agrémens, plus de ressources, et la ville s'agrandit ; les dernières murailles, bâties par les papes, y mirent des limites qui n'ont plus été reculées.

La disposition des rues démontre qu'on n'a eu aucun projet, aucune vue de salubrité publique ; quelques-unes sont grandes, d'autres petites, étroites, obscures, mal aérées, et c'est le plus grand nombre ; toutes sont inégales, contournées, tortueuses ; elles coupent la ville dans tous les sens ; peu ont la direction du nord au sud.

L'envie de tout expliquer, a fait dire que cette construction a été commandée par le desir de rompre les vents et de s'en garantir dans la ville. Il faudroit, pour cela, supposer que l'on a bâti toutes les maisons à la fois ou d'après un plan arrêté uniforme, ce qui n'est point vrai : les édifices publics sur lesquels cette intention auroit dû se manifester, fournissent la preuve du contraire ; quelques églises offroient un flanc énorme aux vents les plus impétueux, et ajoutoient tant à leur force, en les réfléchissant, qu'on ne passoit qu'avec la plus grande peine pendant le règne des vents dans quelques quartiers de la ville ; ils s'y font à peine sentir aujourd'hui qu'elles sont démolies.

Quelques monumens attestent cependant les

efforts qu'on a faits, à différentes époques, pour rendre les lieux publics commodes et agréables. Une belle boucherie, une poissonnerie, une place aux herbes plaident en faveur des administrations auxquelles elles doivent leur établissement. La révolution nous a donné au centre de la ville une très-belle place. L'agrandissement, l'alignement de quelques rues, le déblai de plusieurs cimetières et beaucoup de projets d'embellissement, rendent la ville déjà plus agréable et nous promettent d'autres avantages.

La ville renferme des emplacemens propres à divers genres d'industrie. Déjà quelques couvens où régnoient naguère le silence et peut-être trop souvent l'ennui et le désœuvrement, sont convertis en atteliers bruyans qu'habitent la gaieté, l'industrie et le travail. Une belle fonderie de cuivre est établie aux ci-devant dominicains. Elle est principalement destinée à la fabrication des lames, des clous de cuivre nécessaires au doublage des vaisseaux; elle peut occuper cent cinquante ouvriers. Une fabrique de toiles peintes, une brasserie ont tout-à-fait changé l'aspect des ci-devant cordeliers et utilisé un immense local. Une branche de la fontaine de Vaucluse qui traverse la partie méridionale de la ville, donne la vie à tous ces établissemens.

C'est sur les bords de ce canal et peu après son entrée dans la ville, que sont établis les teinturiers. C'est à la transparence, à la pureté constante de ses eaux, que nos étoffes de soie doivent leurs couleurs si renommées par leur vivacité et leur éclat. Sur divers points de son étendue, on rencontre de belles tanneries. Le volume qui supplée à la vitesse que n'ont pas là les eaux, entretient l'activité de beaucoup de moulins à soie. Plus bas, la rapidité, augmentée par des chûtes artistement ménagées, fait aller deux moulins à farine, met en jeu les immenses roues des laminoirs de la fonderie de cuivre, une machine d'irrigation et un moulin à garance.

Un autre canal pénètre dans la ville vers la partie orientale. Il la parcourt d'abord du levant au couchant, jusqu'au tiers de son étendue, à peu près; arrivé là, il se divise en deux branches, dont l'une se dirige vers le nord et l'autre vers le midi : l'une et l'autre sont, dans presque tout leur trajet, couvertes par les maisons; on ne les apperçoit que de loin en loin, dans quelques points peu étendus; leur marche est d'autant plus curieuse à suivre, qu'elle rappelle le souvenir des anciennes limites de la ville qu'elles circonscrivoient autrefois. La branche qui se dirige vers le nord, arrive sans trop se détourner; celle du midi décrit un demi-cercle qui la ramène vers le couchant, tout-à-fait à côté de la porte de l'Oule; celle-ci va se réunir avec la Sorgue, qui coule dans la même direction un peu au-dessus, et se perd dans le Rhône avec elle.

L'eau qui parcourt ce canal vient de la Durance; elle est sale et bourbeuse; elle est peu abondante en été à cause des arrosemens et de la rareté des pluies; elle croupit dans quelques endroits; elle se mêle aux eaux des égouts que ces canaux doivent porter au dehors. Elle acquiert ainsi des qualités délétères; elle exhale, vers les points qui lui servent pour ainsi dire de soupiraux, beaucoup de miasmes pernicieux qui, mieux connus aujourd'hui par les chymistes, portent le nom de gas hydrogène carboné.

Un troisième canal, réunissant les eaux perdues de plusieurs canaux d'arrosement, arrive au nord de la ville ; après un court trajet en dehors et le long des remparts, il termine utilement sa course, en faisant aller une machine à scier du bois.

Le Rhône coule au nord et au couchant de la ville (1). Ce fleuve rapide favorise infiniment le commerce. Il ne contribue pas peu à la prospérité et à l'abondance, non-seulement de la ville, mais de tous les départemens voisins. La quantité de bled qui s'est vendue dans le cours de l'an huit, sur le port, est énorme : elle s'est élevée jusqu'à 1000 et 1200 salmées (200 et 240 kilolitres) par jour, pendant plusieurs mois. La récolte avoit été généralement mauvaise dans tout le midi. Les vaisseaux ennemis qui couvroient la mer, fermoient les portes du levant, de sorte que le nord a approvisionné tout le pays jusqu'à Gènes.

Du bois de chauffage et de charpente, du charbon de pierre, des cercles pour relier les tonneaux, des légumes, des marrons, des pommes-de-terre, des pommes, des poires, tels sont les objets que nous apporte le Rhône en grande quantité, à différentes époques de l'année.

_____

(1) Le Rhône nous procure beaucoup d'avantages et beaucoup d'inconvéniens, mais ils ne sont point particuliers à ce pays-ci. Ce que j'en dirai pourroit se rapporter par-tout où passent des grandes rivières.

Pour obvier à la sécheresse des détails purement togographiques ; pour répandre quelque variété, quelque agrément sur le style, j'ai cru pouvoir déroger à la froide méthode, pour me livrer aux réflexions qui naissoient naturellement des objets que je passois en revue, pour exposer des faits, pour raisonner à fur et à mesure sur des points qui, appartenant à la topographie, rentroient dans mon plan, et qu'il m'eût fallu traiter avec moins d'avantages dans d'autres endroits de cet ouvrage où ils ne se fussent point présentés de manière à être aussi bien apperçus. Je profite de l'occasion de cette première digression, pour prévenir que j'ai pourtant usé de la liberté d'en faire d'autres avec discrétion, et qu'autant que je l'ai pu, j'ai tâché de me renfermer dans les bornes prescrites par le titre de chaque section.

Il nous donne beaucoup de poissons de différentes espèces, le brochet, la carpe, l'anguille, la tanche, le chabot, s'y pêchent toute l'année; ils ne paroissent guère sur la table du riche; ces poissons, d'un goût fade, terreux, ayant la chair mollasse, sont peu recherchés; le peuple seul en fait usage. Il n'en est pas de même de l'éturgeon, de l'alose, de la lamproie; on voit figurer ceux-ci sur les tables les plus délicates, mais on n'en jouit qu'un moment, ils remontent le Rhône où ils viennent frayer dans les premiers jours de printems, et ils l'abandonnent bientôt après. Le Rhône fournit encore de petites anguilles qu'on appelle *bouirouns*; il paroît que c'est le même poisson que celui que Rondelet appelle *myrus*; d'autres petits poissons plus petits que des sardines, appellés *sofious*, d'un goût fort agréable. Ces poissons sont du genre des aphies du même auteur; ce sont vraisemblablement l'*aphia vera* et l'*aphia cobite* qu'on appelle encore *gobio*. C'est principalement en thermidor qu'on les y voit paroître; ils y sont en quantité prodigieuse; les premiers sur-tout, nageant à fleur d'eau, s'y montrent sous la forme de colonnes si épaisses, que l'eau prend une couleur brune le long de leur trajet.

Les bains ne sont pas un des moindres bienfaits du Rhône. On peut les prendre dans le courant de messidor, mais c'est dans les deux mois suivans qu'ils sont beaucoup plus en usage. Toute l'étendue du rivage n'est pas propre à recevoir des baigneurs; le port l'occupe presque en entier vis-à-vis la ville : c'est à deux petites isles situées au-dessus du bac à traille, c'est en dessus ou en dessous de la ville que l'on doit se rendre pour être plus commodément et sans danger. Le plaisir ou le besoin réunissent dans ces lieux différens les hommes et les femmes de tous les quartiers. Les individus dont la fibre est lâche, ceux qui sont sujets à certaines maladies nerveuses, aux maladies de la peau, sont ceux qui s'en trouvent le mieux; les femmes leur doivent souvent, avec la guérison d'une maladie aujourd'hui très-commune et fort incommode, la fécondité qui fait l'objet de leurs plus ardens desirs; aussi, ne sont-elles pas les moins empressées à s'y rendre. Mais tous ne retirent pas des bains le même profit; il en est même qui en ressentent de funestes effets; des courbatures, du mal-aise, des diarrhées, des accès de fièvre, des douleurs rhumatismales punissent l'inconsidération des personnes qui dans l'usage de ces bains consultent plus leurs plaisirs, que leur tempérament. Ce fleuve dangereux fait des victimes encore plus déplorables, et plus d'un nageur imprudent trouve la mort là où il ne voyoit qu'un exercice agréable.

A ces maux, grands assurément, ajoutons la fréquence des inondations. Il se passe peu d'années sans que le Rhône ne quitte son lit; il se lève alors fièrement; il gronde, il mugit, bientôt il couvre les champs qui l'avoisinent, il emporte au cultivateur le fruit de ses labeurs et de ses espérances; il pénètre dans la ville par tous les côtés; il inonde plusieurs quartiers à la fois; dans les plus bas, il s'élève à plusieurs mètres; les habitans renfermés dans leur maisons ne peuvent alors recevoir des secours qu'à l'aide des bateaux que l'on voit voguer dans des rues où l'on passoit à pied sec deux jours auparavant. Beaucoup de trouble, d'inquiétudes accompagnent toujours ces sortes d'événemens; heureusement ils sont de courte durée, mais ils laissent de tristes souvenirs par le dommage qu'ils causent. Les maisons que le Rhône a ainsi visitées, restent

pendant tout l'hiver humides et mal saines. Ceux
qui, par état ou par défaut de moyens, ne peuvent s'établir au premier étage, ne manquent guère
de contracter des maladies. Ce sont des douleurs
sciatiques, rhumatismales, des rhumes, des fluxions
catharrales, etc.

C'est au printems et en automne qu'arrivent ces
inondations. On en a vu d'effrayantes. En 1755, le
30 Novembre, les eaux couvrirent près des trois
quarts de la ville, et s'élevèrent presque jusqu'au
premier étage des maisons. L'histoire conserve le
souvenir de beaucoup d'autres inondations sembla-
bles (1); dans ces cas la Durance, qui n'est pas

---

(1) Nel 1544. caderono in Avignone pioggie strabochevoli
senz-alcuna intermissione per otto giorni et otto notti continue.
E perche cio segue di Novembre, gli fu dato il nome di dilu-
vio di S. Martino. Ingrossato per tanto spaventevolmente il
Rodano, abbate duecente canne delle mura della cita dalla
banda de' Predicatori. Tutte le sepolture delle chieze de' Cordi-
glieri, degli Agostiniani et de' Carmelitani riempité d'acqua si
aprirono et i cadaveri gettati fuora della acqua, vi sopra nuo-
tavano come barche. Le monache di S. Chiara furono tras-
portate con batelli dal lor monastero in luogo più alto et essendo
inondata la parte più bassa della citta tutto il popolo si ritiro
verso la rocca di doms.
Fantoni istoria d'Avig. p. 336. lib. 3. cap. 3. n°. 19.

Il est bon d'observer que ces grandes inondations n'arrivent
que fort rarement. Depuis celle de 1755, on n'en a point vu
qu'on pût lui comparer; dans celles qui sont venues après, les
eaux sont demeurées plus d'un mètre en-dessous du point où elles
montèrent à cette époque. Il se passe des années où l'on n'en
éprouve que de très-légères, et souvent même aucune; il arrive,
au contraire, qu'on en a plusieurs dans la même saison: on en
a vu deux assez considérables à un mois d'intervalle, l'une, le
18 vendémiaire an 10, et l'autre, le 18 brumaire. Dans la deuxième,
les eaux s'élevèrent à près de quatre pieds de plus que dans la
première; il ne s'en fallut que de treize pouces pour que l'inondation fût aussi forte qu'en 1755. Le 20, au matin, les eaux
s'étoient déjà retirées; il survint un tems noir avec pluie, ton-
nerre, et la pluie dura jusqu'au soir sans cesser. Les eaux ren-
trèrent le lendemain dans la ville. Le tems s'éclaircit; le vent
du nord commença à se faire sentir; les eaux se retirèrent en
peu d'heures.
On eut une quatrième inondation assez forte le 17 frimaire.

très-éloignée , joint ses eaux à celles du Rhône et contribue au malheur de la ville après avoir désolé la campagne. Les ravages de cette rivière indomptable sont souvent considérables et obligent à des réparations continuelles , à un entretien extrêmement onéreux.

C'est un spectacle à la fois terrible et beau que celui qu'offrent alors les campagnes inondées. Les habitans d'Avignon, excités par des motifs différens, montent en foule sur le rocher pour le considérer. Les uns , avides seulement de sensations fortes , le regardent avec un étonnement mêlé d'un secret plaisir, pendant que d'autres redoutent dans ce fléau passager les maux qu'il traîne à sa suite et qui peseront sur eux toute l'année.

Mais quittons ces scènes pénibles ; voyons le fleuve rentré dans ses limites et parcourons les promenades, la ville en est entourée. Par-tout elles sont agréables , mais celles qui sont sur le bord du Rhône l'emportent sur toutes les autres. Ici ce sont des allées régulières en forme de berceaux ; là règne la plus aimable variété. Dans les premières , l'œil est d'abord flatté, mais il a tout vu en un instant ; bientôt il se fatigue à mesurer l'espace qui le resserre. Dans les autres, au contraire, la vue s'étend sur des objets pittoresques et contrastés ; elle se plait à considérer tour-à-tour le Rhône qui roule rapidement ses eaux, les isles (1) qui reposent au milieu d'elles , des montagnes, des maisons de campagne , des villages, Villeneuve-lès-Avignon ;

_____

(1) Il conviendroit que les isles de la Bartalasse , de la Motte, d'Oiselet , de Piot, fissent partie de notre département , qui est un des plus petits de la République. Les habitans de ces isles n'auroient que le Rhône à traverser pour arriver au chef-lieu , qu'ils sont forcés d'aller chercher à une distance de six et sept lieues.

vis-à-vis la porte de l'Oule, elle s'arrête sur une esplanade couverte d'arbres rangés en allées, au travers desquelles on découvre de tout côté les plus belles perpectives ; plus bas, un joli petit bosquet la fixe encore. Si l'on ajoute à ces divers objets l'aspect du pont ruiné, le port, ses travaux, l'activité, le mouvement qui y règnent, un ciel le plus souvent pur et serein, on conviendra que peu de pays possèdent des promenades plus riantes et plus variées.

Les habitans ne savent pas jouir de cet avantage, ils paroissent aimer fort peu la promenade. Ce n'est guère que pendant la belle saison, dans les jours de fête, qu'on les voit se rassembler en nombre sous les allées de la porte de l'Oule ; mais c'est plutôt pour y étaler du luxe que pour jouir de la beauté du site et s'y livrer à un exercice salutaire. Ce qu'on appelle le beau monde, les gens désœuvrés n'en profitent pas mieux ; on ne les voit arriver, que le soir, à la promenade ; ils y restent jusqu'à la nuit. Souvent un air froid qui se lève au soleil couchant, les saisit ; d'autres fois, c'est l'humidité, leurs habits légers les défendent mal contre ces surprises de la température ; les femmes sur-tout y contractent des fluxions douloureuses, des maux de dents et d'autres indispositions de ce genre qu'on appelle ici des airs du Rhône. Les étrangers manquent rarement d'"en être affectés.

On jouit avec indifférence des biens qu'on acquiert avec facilité. On ne sait point apprécier des avantages dont l'effet ne se fait pas d'abord appercevoir. On se trouveroit fort bien de boire de l'eau du Rhône, mais on se contente d'en envoyer chercher pour cuire les légumes ; on boit par-tout de l'eau de puits. Chaque maison a, pour ainsi dire, le sien, indépendamment desquels il y en a d'autres dans quelques quartiers, qui sont ouverts à tout le monde. Quelques-uns de ces derniers ont été comblés par une suite du défaut de police. Il ne paroît pas pourtant que les eaux des puits soient mauvaises; elles le deviennent quelques fois, mais passagérement; les eaux des inondations, en traversant les caves, les latrines, les terres se chargent de nitre, de carbonate, de sulfate calcaire, de parties extractives, de matières corrompues de différens genres; elles gâtent ainsi les puits en se mêlant avec leurs eaux. Ce n'est que long-tems après qu'elles redeviennent claires, et potables. Dans les temps ordinaires elles sont en général fraîches, limpides; elles ne déposent à la longue, par leur mêlange avec les acides ou avec les alkalis, qu'une très-petite quantité de carbonate calcaire. On ne connoît point de maladie qui puisse être attribuée à l'usage que l'on en fait.

Il n'est pas douteux cependant que les eaux du Rhône, plus légères, plus aérées, ne fussent beaucoup plus salubres.

SECTION II.

Du Territoire d'Avignon, de sa forme, de son étendue, de ses eaux et de ses productions.

LE territoire d'Avignon est fort peu étendu. En effet, la ville, placée sur la rive gauche du Rhône, n'a derrière elle que le fleuve et les promenades qui l'en séparent; au devant, la Durance met bientôt des bornes à son territoire; sur la droite, celui-ci ne se compose que du petit angle que laissent entr'eux le Rhône et la Durance. Ce n'est qu'à la

gauche,

gauche, au levant par conséquent, qu'il peut avoir quelque étendue, encore est-elle bientôt limitée par la chaîne des petites montagnes de Caumont, de Château-neuf, de Saint-Saturnin, de Vedenes, etc. qui s'étend le long de son bord oriental.

Sa forme est irrégulière. Il ressemble pourtant assez à un triangle dont un côté court est ouest, l'autre nord-ouest, et le troisième nord-est. Celui-ci est un peu renflé en dehors, arrondi, il donne au tout une figure pyriforme. Les angles correspondent au nord, à l'est et à l'ouest. Les trois côtés ne sont pas rigoureusement mesurables, à cause de leur irrégularité et de l'inégalité du terrein. Il est donc difficile de connoître la surface du triangle par les côtés, chacun de ceux-ci a à peu près deux lieues ; on juge, par un calcul approximatif, que la surface doit être de six mille salmées, qui font quatre mille quatre-vingt-seize arpens ou hectares, et quatre-vingt perches carrées.

Cette étendue est bien peu considérable. Il s'en faut bien, en outre, que les terres ayent par-tout la même valeur. Nulle part le sol n'est plus varié. On partage en douze classes les terres qui le composent. Celles qui forment la première sont toutes dans l'angle occidental, autour de la ville, le long de la Durance ; elles occupent à peine un tiers du terroir ; les autres remplissent le reste ; elles perdent insensiblement de leur bonté à raison de leur éloignement des eaux et à mesure qu'elles approchent des limites au levant et au nord, où l'on ne trouve plus que des montagnes et des pierres roulées.

On ne porte qu'à 1100 salmées (751 arpens et 8 perches carrées) les terres qui sont propres à donner du bled. 2400 salmées (1638 arpens et 72 perches carrées) sont cultivées en vigne. 1000 sal-

mées environ (682 arpens et 80 perches) sont couvertes de prés ou de prairies artificielles. Le reste
donne des grains grossiers tels que de l'avoine, du
seigle, du méteil, des vesces, de l'orge, du maïs,
puis des légumes, des pommes-de-terre, des na-
vets, de la garance, du chanvre, du lin, de l'huile,
etc., car le produit est varié comme les terres ;
beaucoup enfin sont tout-à-fait hermes et ne donnent absolument rien.

Les eaux ne manquent point dans le territoire,
mais elles sont mal distribuées ; rares dans beaucoup
d'endroits, elles regorgent dans d'autres. Il y a des
points au centre où le terrein est si humide, qu'il
ne faut, pour avoir une fontaine intarissable, que
creuser un petit bassin au fond duquel on plonge
un pieu de fer plus ou moins gros jusqu'à ce qu'on
arrive au gravier ; on rencontre celui-ci ordinairement à deux ou trois pieds de profondeur, l'eau se
montre immédiatement et continue de couler. Je
connois des fontaines ainsi établies qui durent depuis
des années. Des petites sources du même genre,
appellées *lourouns*, sont distribuées naturellement
sur différens points. Les eaux qu'elles fournissent
sont fraîches, transparentes, agréables ; elles sont
peu profitables aux champs, elles désaltèrent l'agriculteur, elles donnent quelques lavoirs ; celles que
fournit la fontaine couverte à un quart de lieue de
la ville, se mêlent aux eaux de quelques canaux
d'irrigation et se répandent avec elles utilement dans
les prés qu'elles parcourent. Toutes ces fontaines
doivent leur origine aux eaux des pluies qui se fil-
trent à travers les petits côteaux et les terres couvertes de cailloux qui dominent le terroir ; elles ne
s'élèvent jamais jusqu'au niveau des lieux où elles se
montrent.

Le terroir doit principalement sa fraîcheur et sa verdure à trois grands canaux qui le parcourent en différens sens.

La Sorgue est le plus considérable des trois. C'est une ramification de la fontaine de Vaucluse ; elle entre sur le territoire par le côté oriental vers l'angle nord ; ses eaux pures et brillantes s'y promènent lentement ; elles le traversent de l'angle nord vers celui de l'ouest ; dans ce long trajet, elles alimentent des canaux d'arrosement ; elles font aller plusieurs moulins ; elles arrivent à la ville où on les a vues vivifier plusieurs genres d'industrie ; là, divisées en deux canaux, elles contribuent à la fécondité des terres voisines des remparts, en grossissant les eaux qui les arrosent ; on les voit ensuite se réunir entre elles et avec celles du canal de la ville qui coule en dessous, et se perdre dans le Rhône vers le même point.

La Durançole rivalise presque en volume et en étendue avec la Sorgue ; elle dérive de la Durance ; elle arrive vers l'angle oriental. A peine a-t-elle pénétré sur le territoire, qu'elle est portée dans les terres où elle verse ses eaux nourricières bien plus propres à l'arrosement que celles de la Sorgue. C'est à elle que l'agriculture doit ici la vie ; ce canal parcourt toute la partie méridionale du territoire ; il s'y divise en mille petits ruisseaux ou fossés qui entourent presque toutes les terres et les arrosent. En s'approchant à l'orient de la ville, ses eaux font aller quatre moulins à farine placés dans deux bâtimens peu distans l'un de l'autre. Mais les eaux suffisent à peine à l'arrosement pendant les sécheresses de l'été, et les moulins sont sans activité pendant des quinzaines et quelquefois des mois entiers. Vis-à-vis le dernier bâtiment tout-à-fait contre la ville se trouve une autre usine ; c'est une grosse meule propre à repasser les haches, les coutelas, les gros instrumens de charronage. Les eaux perdues des arrosemens, dont le mouvement est accéléré par une chûte, la mettent en jeu. Elles se confondent ensuite avec celles de la Durançole, et forment le petit canal dont nous avons parlé qui coule le long des murailles et se perd dans le Rhône au nord de la ville.

Le canal Crillon parcourt toute la partie orientale du terroir ; il verse dans toutes les terres qui en sont susceptibles, les eaux limoneuses et fertilisantes de la Durance de laquelle il dérive, comme le canal précédent. Celui-ci n'existe que depuis vingt-cinq ans ; il est beaucoup moins considérable. Les eaux y sont souvent fort rares, et pourtant il a tout-à-fait changé l'aspect du sol. Des terres fertiles, des jardins, des prés, des campagnes riantes se font aujourd'hui remarquer dans les lieux où l'on ne voyoit auparavant que des terres arides, des cailloux et quelques bois chétifs. Dans son cours, il fait aller un moulin à farine près Morières (1).

Ces avantages précieux pour quelques uns sont

_____

(1) Il seroit à souhaiter que de nouveaux canaux portassent ainsi la vie sur les parties considérables qui restent incultes non-seulement dans le territoire d'Avignon, mais dans tout le département de Vaucluse. Rien ne seroit plus facile ; le citoyen Bondon, ingénieur en chef du département, a démontré dans un projet qu'il a présenté au Gouvernement, que les eaux de la fontaine de Vaucluse suffiroient pour alimenter un canal non-seulement propre à l'arrosement des terres, mais à la navigation. On sent le bien qui résulteroit de ce double avantage. Le Gouvernement qui veut le bien public et la prospérité de l'État, s'empressera sans doute à faire exécuter des travaux qui lui fourniroient avec les moyens d'augmenter ses ressources, ceux d'occuper beaucoup de bras et d'entretenir l'activité parmi des hommes que la paix réduiroit à l'oisiveté et aux vices qui l'accompagnent.

balancés par des inconvéniens qui pèsent sur beaucoup d'autres. Ce canal a été mal construit. Les
eaux y coulent rapidement dans quelques endroits,
tandis qu'elles s'y traînent et y croupissent, pour
ainsi dire, dans d'autres. Ce n'est pas dans tous les
points de son étendue qu'il fournit un limon avantageux; dans quelques lieux il dépose du sable, de
l'argile qui nuit principalement aux fourrages. On
obvieroit à tous les inconvéniens, si, conformément
à l'article 2 de l'ordonnance de l'ancien gouvernement
confirmée par le ci-devant département, on pur-
geoit la vieille robine qui donnoit un libre écou-
lement aux eaux surabondantes du terroir avant la
construction du canal, si on la creusoit même davantage pour la rendre propre à dévier les eaux que
le canal a ajoutées aux premières. Le territoire reçoit de ces différens canaux tous les avantages pos-
sibles. Son produit, varié en raison de la différente
qualité des terres et de leur situation, est assez
abondant. Il pourroit l'être beaucoup plus, si renonçant à leurs préjugés et à leur routine, les agriculteurs vouloient adopter les systèmes vivifians des
prairies artificielles, du chaulage, des semis clairs;
s'ils pouvoient se persuader que la terre mesure ses
dons sur les soins qu'on lui accorde et sur l'intelligence avec laquelle on la cultive. Il est vrai de dire
que des obstacles nombreux arrêtent les cultivateurs;
des avances à faire, des produits incertains, des
impositions que l'on trouve onéreuses parce qu'on
n'y étoit pas soumis auparavant, tout cela nuit aux
progrès de l'agriculture. Sans doute qu'à l'aide de
la protection ouverte que le Gouvernement accorde
à ce premier des arts, et de l'exécution des projets
utiles qu'on lui adresse de tout côté, les amende-
mens qu'on a lieu d'espérer seront effectués.

Jamais le territoire ne pourra pourtant suffire aux besoins de la ville, puisque dans l'état actuel il nourrit à peine les habitans pendant quatre mois de l'année.

Les grains qui constituent un de ses principaux produits, sont excellens ; le bled sur-tout est d'une qualité bien supérieure à celui que l'on est forcé de tirer du dehors par le Rhône. Aussi se vend-il ordinairement un sixième de plus. Celui que l'on fait venir de la partie du département des Bouches-du Rhône, qui nous avoisine, est également de la plus belle qualité. On cultive plusieurs espèces de froment qui réussissent toutes parfaitement. Celle qu'on appelle *seissette* l'emporte sur les autres en qualité et en beauté ; le grain en est plus petit, plus fin, plus pesant ; il fournit beaucoup moins de son : c'est le *triticum hybernum aristis carens, C. B. pin.*[11] *triticum vulgare glumas triturando deponens. J. B.*[2] 407. *sigilo spica mutica, lob. icon. n.*[o] 25.

On a vu que la majeure partie du terroir est plantée en vigne. Aussi le vin est-il ici fort abondant, mais il est de mauvaise qualité ; il ne souffre guère le transport. Plusieurs causes concourent à le rendre mauvais ; d'une part, les vignes remplissent des terres grasses, fortes, des bas-fonds qui conviendroient beaucoup mieux aux grains ; ensuite elles sont généralement mal cultivées ; les souches sont entassées ; l'air circule difficilement entre elles ; on ne laisse jamais mûrir assez les raisins ; de plus, on ne se pique guère de choisir de bons plans. Les vieux se perpétuent par l'insouciance et la paresse des agriculteurs. La rareté des bras fait souvent négliger les labours. Par dessus tout, la fabrication du vin est uniforme, sans égard aux différentes qualités des raisins. C'est en vain que des instructions excellentes ont été publiées sur l'art de faire les vins. A peine sont-elles ici connues des agricoles. Le peuple n'en a jamais entendu parler, et nos vins sont toujours détestables. Pour en tirer parti, le propriétaire est souvent obligé de les convertir en eau-de-vie.

Ceux que fournissent les parties élevées du terroir, sont de meilleure qualité ; ils approchent des vins connus de Sorgues, de Châteauneuf, mais ils sont peu abondans.

C'est de ces dernières vignes que l'on tire les raisins blancs que l'on veut garder, mais comme ils sont rares, il faut que nos voisins nous en fournissent. Ce sont les côteaux du département du Gard autour de Villeneuve-lès-Avignon, ceux de Caumont, de Morières, de Châteauneuf, de Saint-Saturnin qui nous donnent cette provision qui se conserve assez bien et qui est fort agréable en hiver.

C'est à d'autres voisins que nous sommes forcés de demander nos légumes, nos fruits ; car quoiqu'on ait vu de grands jardins dans la ville, que beaucoup d'autres soient pratiqués au dehors, ce qu'on y récolte ne suffit pas à beaucoup près. Nous devons aux villages des Bouches-du-Rhône et principalement à Cavaillon les provisions qui fournissent journellement nos marchés ; les figues, les melons, les légumes frais, les oignons ; les aulx, nos artichaux, nos poires, nos pommes, nos cerises, tout nous vient du dehors ; aussi payons-nous tout fort cher, sur-tout depuis quelques années, et la cherté va toujours croissant par beaucoup de raisons qu'il est facile d'entrevoir, parmi lesquelles il suffit d'indiquer les impositions qu'on ne connoissoit point ; le besoin, l'avidité de gagner qui n'a plus de bornes ; et peut-être la plus grande abondance du numéraire.

On avoit autrefois ici une petite monnoie qu'on appelloit *patars*. Il en falloit sept pour un sou. Ces petites pièces étoient d'un grand secours. On avoit pour un patar ce qui coûte aujourd'hui un sou. Les centimes n'ont point remplacé les patars ; ils sont fort rares , et le peuple n'a pas encore pris l'habitude de s'en servir. Tout n'a pas renchéri dans une proportion aussi exacte , mais on peut dire avec vérité que toutes les denrées de première nécessité ont au moins doublé.

Parmi les arbres qui occupent notre territoire , les mûriers tiennent le premier rang. Tantôt rangés le long des bords , tantôt disséminés sur différens points des terres , on les retrouve par-tout ; aussi sont-ils en grand nombre. Nous leur devons la récolte de la soie qui fait notre richesse ; elle est d'autant plus précieuse qu'elle nous fournit le principal et pour ainsi dire le seul objet territorial d'exportation à l'aide duquel nous pouvons récupérer un peu du numéraire que nous enlèvent continuellement les objets multipliés que nous sommes obligés de demander au dehors.

Combien de méthodes pernicieuses rendent encore la récolte de la soie incertaine. Les vices du climat contre lesquels on ne peut rien , se joignent à ceux de l'ignorance et de la routine que l'on pourroit espérer de corriger s'il étoit moins difficile de vaincre les préjugés et la tyrannie de l'usage. Malgré tout ce qu'on a dit et imprimé , les mûriers sont mal choisis , mal soignés , mal taillés ; l'éducation des vers-à-soie est mauvaise ; on en veut trop avoir ; on ignore la méthode de hacher la feuille dans les premiers tems ; le nombre nuit au nombre ; la feuille manque, les vers ne sont pas assez nourris. De plus, ils sont entassés, négligés, laissés trop long-tems sur la même litière ; l'air se corromp, ils deviennent malades, il en périt beaucoup, et la récolte diminue d'autant. La soie que donnent ceux qui échappent, n'est pas non plus aussi belle, et c'est de nos voisins encore que nous sommes obligés de recevoir les soies les plus fines pour la fabrication de nos étoffes.

Les oliviers sont en petit nombre. Ils sont relégués au bord et vers la partie orientale du territoire. Les hivers rigoureux de 1789 et 90, de 1799 en ont fait périr beaucoup.

De ce que leur nombre est considérablement diminué, on conclut que le climat devient ici plus froid. Cela n'est pourtant point physiquement prouvé, ni probable. Le Rhône a été gelé dans d'autres hivers que ceux que nous avons cité. L'histoire des siècles passés (1) ne permet pas d'en douter. Le climat étoit donc alors ce qu'il est aujourd'hui. De vieux agriculteurs assurent que les plantes mûrissent toujours dans les mêmes tems de l'année et qu'aucune d'elles n'a disparu ; qu'on en a vu, au contraire, venues de pays plus méridionaux qui se sont parfaitement acclimatées. Les pommes-de-terre sont originaires du Chili et du Pérou. C'est là qu'elles furent découvertes en 1590. Elles croissent également en Virginie. On sait avec quel succès on les cultive ici. La rhubarbe, le coton y viennent fort bien. Si les oliviers souffrent ici, c'est donc à cause des

_____

(1) In 1363. nel meze di Decembre incominciarono in Avignone, freddi rigidissimi et insoliti, che durarono per tre mesi continui a si fatto segno, che il rapidissimo Rodano si estrera e profondamente resto gelato che como scrive l'autore della vita d'Urbano, vi passavan sopra sicuri carri carrichi à tutte l'ore. Fant. ist. d'Avig. lib. 2. cap. 6. n.º 14. pag. 237.

variations brusques de l'atmosphère qu'ils supportent
plus difficilement que les autres arbres. Des oliviers
fort beaux existoient à l'époque de 1789, d'autres
se développeront et pourront acquérir un degré
d'accroissement et de beauté semblable, si on les
cultive avec soin, si l'on prend la peine, à l'approche de l'hiver, de chausser chaque pied d'arbre de
dix ou douze pouces de fumier qu'on enlève au
printems. Quoiqu'il en soit, ces arbres ne fourniront
jamais un produit considérable sur notre territoire.

Le saule, le peuplier aiment les eaux. Aussi avonsnous une grande quantité de ces arbres. Les saules
sont encore plus communs que les peupliers. Les
uns et les autres sont placés sur les bords des canaux
d'arrosement ; ils bordent les chemins, ils sont peu
élevés, on ne leur donne pas le tems de grandir,
ils sont le plus souvent placés en delà des fossés,
ils donnent ainsi peu d'ombrage, et l'ombrage seroit
aussi nécessaire qu'agréable dans un pays où les
chaleurs sont souvent excessives et de longue durée.

Il ne nous reste plus de bois. Nous avions vers le
nord quelques petits groupes de chêne et d'yeuse.
Ils ont été déracinés. On a porté sur les terres qui
les nourrissoient, les eaux du canal Crillon. Il en
reste à peine quelques bouquets autour des maisons
de campagne. Aussi le bois de chauffage a-t-il
éprouvé, comme les autres denrées, un renchérissement qui va toujours croissant.

Des amandiers, des figuiers, des arbres à fruit,
mais en très-petite quantité, sont disséminés dans
les terres, principalement dans les vignes et autour
des maisons de campagne (1).

_____

(1) Ce n'est pas une chose indigne d'être remarquée, puisqu'elle
prouve l'empire des vents qui règne sur notre horison, que celle de

Ce sont des ormeaux qui forment les belles allées qui entourent la ville (1).

Il seroit superflu d'énumérer des arbustes, des plantes, des objets, en un mot, qu'on ne peut considérer sous aucun rapport de valeur. On peut ranger dans cette classe les plantes variées qui appartiennent à la botanique ; il en est peu qui puissent exciter la curiosité de ceux qui cultivent cette science, et qui soient particulières à notre sol.

Dans un pays qui est cultivé dans presque toute son étendue, la nature n'a guère, pour donner un libre essor à sa fécondité, que des fossés, leurs bords qui contiennent beaucoup de plantes aquatiques, les petits groupes de bois, les prés, les terres négligées, en un mot tout ce qui échappe à la main de l'agriculteur. Le naturaliste non plus ne trouve guère de quoi satisfaire son goût. On trouve dans d'autres parties du département quelques productions lithologiques, telles que des bélemnites, des jaspes, des calcédoines ; des terres, des argiles, de différens degrés de finesse, précieuses pour les poteries ; des mines de charbon, peut-être même quelques mines métalliques ; nous n'avons ici qu'un peu de spath calcaire, des ocres que fournit le rocher, quelques coquilles fluviatiles, une immense variété de cailloux roulés de différentes roches, beaucoup de variolites plus communes dans la Durance ; le Rhône a les siennes particulières.

---

voir presque tous les arbres inclinés vers le midi, sur-tout en rase campagne.

(1) Il seroit à souhaiter qu'on s'attachât à la culture du platane ; cet arbre utile et beau aime le sol humide et réussit au mieux ici par-tout où on le cultive.

SECTION III.

De l'Air, des Météores, du Climat.

LOIN d'être un corps simple, homogène, indé-composable, un élément enfin comme on le croyoit anciennement, on sait aujourd'hui, graces aux découvertes de la chymie pneumatique, que l'air est un composé de trois principes bien distincts, d'une nature tout-à-fait différente. 28 parties d'oxigène, 70 d'azote et 0,02 d'acide carbonique le constituent essentiellement; mais il n'existe jamais dans cet état de simplicité et de pureté dans l'atmosphère. Le mouvement perpétuel dont il jouit autour de notre globe, l'action de la lumière ou du calorique sur lui et les autres corps, le chargent continuellement de tout ce qui peut être mis en état de fluidité, de gazéité : de sorte que, relativement aux lieux où on l'examine, il tient en dissolution des matières aqueuses, salines, minérales, végétales, animales; il acquiert des propriétés différentes suivant la nature des corps qui concourent alors à sa surcomposition, et il influe, relativement à ces modifications, sur tous les corps qu'il environne et sur les animaux qui le respirent.

L'air repose ici sur des bases salubres, la ville lui offre par-tout ou des rues tenues assez proprement par la vigilance de la police actuelle, ou des jardins dont les végétaux multipliés absorbent l'azote, réparent l'oxigène épuisé par les besoins des hommes et des animaux, et entretiennent ainsi entre ces deux principes constituans de l'air une circulation qui le renouvelle sans cesse; sur le territoire où les plantes de tous les genres sont plus abondantes,

la séparation de l'oxigène est plus grande et l'air en
est d'autant plus pur ; les eaux sont seules capables
de se vaporiser et de s'unir à lui , mais comme elles
sont rares , malgré la multiplicité des canaux , elles
ne peuvent pas le charger de trop d'humidité : de
sorte que l'on peut dire que l'air de notre atmosphère est généralement fort bon , seulement on peut
lui reprocher trop de sécheresse. La chaleur à laquelle nous expose notre latitude , les vents qui
règnent habituellement ici et celui du nord-ouest
qui est le plus dominant de tous , augmentent la
faculté d'absorption dont l'air jouit à un si haut
degré, l'évaporation devient excessive et dangereuse
pour les productions du sol , comme pour les habitans.

Aussi les météores aqueux sont-ils ici fort rares.
Ce n'est qu'au printemps et en automne qu'on apperçoit quelques brouillards ; ils sont toujours purement aqueux , inodores et point mal-faisans ; quelquefois , de grand matin en été , il en fait pourtant d'assez épais qui ont une odeur de terre et qui
sont au moins désagréables. Le soleil les dissipe
bientôt. On observe assez ordinairement qu'ils pré-
sagent une automne pluvieuse et souvent des inondations. Il existe des brouillards de deux espèces bien
différentes : les uns sont pour ainsi dire terrestres ,
ils remplissent l'horison , on ne se voit point à quelques pas , ils laissent après eux une rosée humide
qui mouille le sol , rafraîchit les plantes et l'atmosphère ; les autres sont plus élevés , ils se forment en
voûte , l'horison est dépouillé en dessous , la vue
le parcourt sans obstacle ; on pourroit appeller ceux-
ci célestes , ils cachent le soleil , le tems paroît
couvert , on croiroit qu'il va tomber des torrens de
pluie , le voyageur inexpérimenté part à regret , peu

à peu le voile perd de son obscurité, le soleil le pénètre, le dissipe, et dès onze heures ou midi cet astre brille de tout son éclat qu'il conserve pendant le reste du jour. Le soir, de nouvelles vapeurs qui lui doivent leur origine, préparent le même phénomène pour le lendemain, jusqu'à ce qu'enfin quelque pluie douce ou quelque vent (c'est ordinairement celui de nord-ouest) ayent mis fin à cette scène naturelle qui se reproduit pendant plusieurs jours.

C'est plus souvent en automne qu'au printems que se montrent ces sortes de brouillards ; les rosées, les gelées blanches même appartiennent plus à cette dernière saison.

Les gelées blanches sont malheureusement fréquentes, et l'on peut dire une des calamités que nous devons à notre climat. Le soleil est souvent chaud en hiver, l'air se raréfie, il augmente de capacité pour l'eau, mais il n'en acquiert pas assez pour absorber tout l'humide qui abreuve les terres dans quelques momens de cette saison. Quand le soleil paroît, des vapeurs se forment, la température de l'atmosphère s'abaisse immédiatement, les vapeurs se condensent alors, elles se précipitent ; si l'évaporation a été prompte, le refroidissement est tel qu'il convertit les particules d'eau en autant de petits glaçons qui demeurent attachés aux plantes et couvrent la terre d'une matière blanche semblable à une légère couche de neige. Le soleil monte sur l'horison, il continue son cours, il élève la température, la glace se reforme en eau, mais le mal est fait ; tout périt souvent par ce phénomène que l'on redoute encore dans le mois de germinal et même de floréal. La gelée blanche est d'autant plus à craindre que l'hiver a été plus doux. C'est dans le cours de germinal que nous l'ayons vu cette année (9.e de la République) détruire la feuille des mûriers, les bourgeons naissans de nos vignes, et emporter par conséquent nos principales ressources, la soie et le vin. Nos fruits, sur-tout ceux à noyau, périssent presque toujours en pareille circonstance. Dans les jardins de la ville où la formation des vapeurs est peu considérable, le refroidissement de l'atmosphère n'a presque pas lieu et les fruits courent moins de danger. Je n'ai pas eu cette année un abricot de moins, et mes treilles ne sont pas chargées de moins de muscats que les années précédentes.

Rien ne varie ici autant que les pluies. Les nuages qui nous les apportent, les versent sans ordre et sans mesure en différens tems de l'année. On observe pourtant assez généralement qu'elles sont plus communes au printems et en automne, rarement elles suffisent aux besoins de l'agriculture, non pas tant par la petite quantité d'eau, qu'à cause de la manière dont elle tombe. Dans une seule nuit du 7 au 8 du mois de septembre 1781, il en tomba 21 pouces, selon quelques observateurs. C'est la plus grande quantité qu'il en tombe pendant l'année entière. La quantité moyenne est de 18 à 19 pouces.

L'automne, qui commence l'année, est le plus souvent trop pluvieuse. C'est la saison des pluies abondantes et durables ; elles se soutiennent quelques fois pendant plusieurs jours ; elles se répandent dans les départemens environnans ; les rivières qui versent leurs eaux dans le Rhône augmentent bientôt le volume de ce fleuve ; les vents qui amènent les nuages dans ces tems-là sont tous de la bande du sud à l'est ; leur souffle fond les neiges qui s'étoient montrées sur les hautes montagnes de Vaucluse, de la Drôme, de l'Isère, des Alpes ; l'eau qui en provient se mêle à celle des rivières et prépare les inondations que nous essuyons alors dans l'automne.

Pendant l'hiver les pluies sont communément rares, quelques fois elles se soutiennent dans le cours de cette saison, mais cela n'est pas ordinaire. On les voit avec plaisir. Quand elles ne sont pas trop fortes, elles promettent de belles récoltes qui se réalisent toujours à moins que l'arrière hiver ne détruise les productions trop avancées par la température douce qui règne toujours ici quand il pleut. Les pluies sont en général plus abondantes en été et plus fréquentes en hiver.

C'est au printems qu'elles sont le plus irrégulières; tantôt elles sont trop abondantes; tantôt elles le sont trop peu; quelques fois leur chûte est modérée et soutenue; d'autres fois elles tombent par torrens et passent, comme ceux-ci, en un instant. Elles sont alors souvent accompagnées de grêle et de tonnerres. Les orages sont très-fréquens dans cette saison; on en éprouve quelques fois pendant plusieurs jours de suite; ils font le plus grand bien; ils donnent à la végétation une activité surprenante; des arbres encore nuds se couvrent de verdure, pour ainsi dire, en un moment; les plantes potagères croissent si rapidement qu'on les perd de vue du jour au lendemain.

Les pluies ne tombent guères en été que par orages et après s'être fait desirer pendant des mois entiers. Elles répandent alors une fraîcheur qui réjouit la nature épuisée par la sécheresse et de longues chaleurs. Jamais l'air n'est plus agréable ni plus pur; c'est le moment des expériences et des belles observations. La machine électrique ne donne, en aucun cas, de plus fortes étincelles. Les arbres, à demi-fanés, couverts de poussière, reprennent leur ver-

dure

dure et leur vigueur, la terre auparavant entr'ouverte et desséchée ferme son sein ; elle semble prendre un nouvel être et se préparer à de nouveaux
efforts. Le bêlement des troupeaux qui retournent
dans leurs pâturages rajeunis, le chant des oiseaux,
les travaux des cultivateurs qui vont reprendre leur
activité, tout annonce le bienfait, le besoin qu'on
en avoit et la reconnoissance de tous les êtres.

Les grêles, toujours mêlées aux pluies orageuses
du printems, de l'été et de l'automne, nuisent quelques fois aux fruits de la terre, jamais aux animaux, elles sont d'abord converties en eau. Il n'en
tombe pas réguliérement dans toutes les saisons ;
il se passe même des années sans qu'on en voye aucune.

La neige ne se montre pas non plus tous les ans.
Elle tombe souvent en si petite quantité, qu'au bout
de deux ou trois jours on en chercheroit vainement
les traces ; nous avons vu pourtant des années où
elle n'a disparu qu'après un mois et au-delà. Elle
appartient à nos hivers les plus rigoureux ; elle ne
fait d'autre mal que celui de prolonger le froid ;
peut-être doit-elle, au contraire, à celui-ci son
existence et sa durée, ce qui est plus vraisemblable.

Le peuple, les cultivateurs ne connoissent guère
ici que quatre vents. Ce sont ceux qui partent des
quatre points cardinaux de l'horison. On leur donne
des noms relatifs à leur origine. Celui du nord
s'appelle vent du nord, ou, en terme du pays, *la
bisou*, *lou mistraou*, *lou tems dré*; celui du sud
reçoit le nom de vent du midi ou *marin*; on connoît
les deux autres sous les noms de levant et de couchant : ce dernier s'appelle encore vent de *traversou.*

Ces quatre vents sont effectivement les plus remarquables, mais combien d'autres partent encore
de presque tous les points intermédiaires et se font

C

sentir dans les différens tems de l'année ; leur direction, leurs effets ne sont pas moins prononcés ; ils n'échappent pas à l'observateur attentif, pendant que le peuple les confond à raison de la proximité des lieux où ils prennent naissance. De ce nombre sont le vent de nord-ouest qui partage la dénomination de *bisou* ou de *mistraou*, qu'il mériteroit de porter seul, car c'est véritablement le vent qu'on veut désigner ordinairement par ce nom. C'est le vent le plus fort et le plus ordinaire.

Le vent du sud-est, qui est l'antagoniste du précédent et qui lutte souvent contre lui avec beaucoup d'impétuosité, est compris dans la dénomination de vent du sud ou marin. Enfin celui de sud-ouest est celui qui mériteroit le nom de *traversou*, car celui qui porte ici ce nom a réellement cette direction et n'est par conséquent point le vent d'ouest proprement dit.

Indépendamment des sept vents désignés, il en est beaucoup d'autres qui visitent nos contrées. Garantis part le Mont-Ventoux et les Alpes du vent nord-est qui ne pourroit arriver que par cette direction, notre sol, ouvert de par-tout ailleurs, est accessible à tous les autres ; tous s'y succèdent et y produisent des effets plus ou moins sensibles : le vent de nord-ouest, seul, souffle ici toute l'année ; c'est, à proprement parler, le vent du pays, le tyran de notre horison qu'il dispute non-seulement aux autres vents, mais à tous les autres météores. L'explication que donne de ce phénomène le citoyen Raymond dans sa topographie médicale de Marseille où le même vent paroit dominer, est assez plausible. C'est sur-tout de ce vent qu'on a tiré cette vérité si utile, que le vent répercuté est plus fort que le vent direct.

Reprenons l'histoire des vents, en commençant l'année en vendémiaire.

Ce sont les vents du sud à l'est qui dominent pendant l'automne ; ils amènent les pluies, ils entretiennent une température assez agréable quand le vent de nord-ouest ne vient pas leur disputer le terrein ; il est rare qu'il ne se fasse sentir quelques fois dans cette saison ; s'il souffle en s'approchant du nord, il acquiert un degré de froidure qui nous fait passer rapidement de l'été à l'hiver, c'est ce qui arrive communément toutes les années, il refroidit encore plus la température sur les montagnes auxquelles il prépare des neiges ; les vents du sud qui reviennent fréquemment les font disparoître, d'autres leur succèdent et sont bientôt fixées par le froid jusqu'au retour de la belle saison.

En hiver, les vents soufflent le plus ordinairement depuis le nord-est jusqu'au nord-ouest ; nous leur devons, avec le froid, la sérénité du ciel ; s'ils se taisent, le soleil est plus ardent, l'atmosphère s'échauffe, les vents du sud se débandent, principalement celui du sud-est ; il amène des pluies, il rappelle les vents du nord, et le froid revient avec eux. Il résulte de la succession brusque de ces vents, des variations dans l'atmosphère tout-à-fait dangereuses, sur-tout au printems. Cependant si les vents du sud restent maîtres de l'horison, que les pluies se soutiennent, elles s'épuisent, pour ainsi dire, d'elles-mêmes, le ciel se découvre et reste serein sans l'intervention des vents, la température demeure douce, agréable, et nous avons alors nos beaux jours d'hiver, mais cela n'est pas ordinaire ; car à peine les nuages ont-ils laissé échapper quelques gouttes de pluie, que le vent du nord-ouest se lève, souffle avec impétuosité pendant deux ou trois jours et ramène des froids vifs et importuns. Les étrangers ont beaucoup de peine à s'y accoutumer. Des gens qui ont long-tems habité les pays du nord en sont plus incommodés que par les froids incomparablement plus vifs qu'ils ressentoient dans ces régions ; par une raison toute simple, c'est que les vents y sont plus rares et moins impétueux.

La portion d'air qui nous touche, reçoit de nos corps un degré de chaleur plus ou moins considérable ; si cette masse d'air échauffée est poussée loin de nous par le vent, une autre la remplace, qui s'échauffe à son tour et toujours à nos dépens (1), et qui n'a point lieu en l'absence des vents pendant laquelle l'atmosphère qui entoure nos corps demeure la même ; réchauffée par eux, elle les protège de la même manière que le font nos habits.

Si le froid continue de se faire sentir avec le vent, nous perdons une quantité considérable et d'humide et de calorique, la force vitale n'en peut plus porter assez à la peau pour entretenir sa souplesse, sa ductilité, l'air la pénètre ; d'abord elle acquiert de la dureté, de la sécheresse, bientôt elle éclatera ; de là les gerçures, les congestions, etc.

L'évaporation du sol est également forte ; à peine les vents ont-ils régné quelques heures, que la boue a disparu des rues et que les terres ont acquis un degré de sécheresse égal à celui qu'elles contractent pendant les plus fortes chaleurs de l'été.

Si le vent du sud-ouest se joint à ceux qui viennent de la même bande par le sud, le vent de nord-

---

(1) Un phénomène semblable a lieu dans le bain. L'eau qui touche immédiatement nos corps acquiert un degré de chaleur de plus que celle du reste du bain ; si on déplace une portion de cette eau ainsi échauffée, par un mouvement quelconque des bras, une autre portion prend sa place, et nous sentons immédiatement le froid sur la partie où le déplacement s'est opéré.

ouest ne triomphe pas aisément de cette ligue, et nous avons alors constamment de la pluie ; ce n'est que quand le vent de sud-ouest, *la traversóu*, se retire, que le vent du nord, ou celui de nord-ouest reprend le dessus.

Ce sont les vents du nord à l'est qui nous donnent les pluies froides, les givres et les neiges ; mais ces derniers météores sont rares à raison du petit nombre de vents qui nous viennent de ce côté-là.

C'est au printems que règnent les vents les plus forts et les plus variables ; ils viennent de presque tous les points de l'horison dans le cours de cette saison. D'abord ils se tiennent au nord. Alors ils entretiennent une sécheresse malheureuse ; mais comme le soleil s'élève, qu'il acquiert plus de force, il introduit dans l'atmosphère des changemens favorables aux vents du sud, ils arrivent en poussant des nuages qu'ils entassent et qui donnent bientôt de la pluie en abondance, si le vent de sud-est les soutient et continue à souffler ; mais il s'élève souvent entre celui-ci et le nord-ouest des luttes très-opiniâtres qui nous procurent les tems les plus bizarres et les plus incommodes de l'année, car ce n'est souvent qu'après sept ou huit jours que l'avantage se décide d'un côté ; on ne sait lequel des deux souffle avec le plus de violence : des toits emportés, des arbres mutilés, la perte presque totale des fleurs et des fruits, sont les tristes résultats de l'opposition de ces vents.

A mesure qu'on avance vers la belle saison, des vents plus près du sud nous donnent des pluies plus douces, plus durables, ils nous annoncent le retour du printems. Le thermomètre s'élève à 10, 12, 13 degrés, quelquefois même jusqu'à 18. Le vent du nord arrive-t-il deux jours après, le thermomètre retombe à 10 degrés et au dessous.

La bise n'éclaircit pas toujours l'horison à cette époque. Quelques nuages noirs et bas se résolvent d'abord et donnent une pluie froide et peu abondante, pendant que d'autres, placés dans une région plus élevée couvrent le ciel sous la forme d'un immense voile transparent déchiré dans plusieurs points, qui s'étend du levant au couchant, et ne laisse appercevoir l'azur des cieux qu'à travers une grande ouverture en forme d'arcade par où pénètre le vent du nord. Peu-à-peu ce vent perd de sa force, de sa froidure, il cède la place aux vents du sud qui ramènent les pluies et les chaleurs. Cette scène se renouvelle souvent, deux ou trois fois avant que la saison soit fixée. Alors les zéphirs aux douces haleines se font agréablement sentir, les vents soufflent le plus souvent du sud à l'ouest, et l'été commence.

Durant le cours de cette saison, les vents, d'accord avec la chaleur du soleil, rendent ici la sécheresse habituelle, ils semblent même tous conspirer contre les pluies, car le vent de traverse qui nous en donne en hiver, nous les enlève en été où elles seroient le plus nécessaires.

Les vents se tiennent alors du nord à l'ouest. Ce n'est qu'après plusieurs jours que les vents du sud parviennent à prendre l'avantage ; ils semblent aussi se presser, ils poussent des masses énormes de nuages chargés de pluie et de tonnerres, et nous donnent des orages fréquens. Les vents du nord les suivent toujours de près ; ils sont alors utiles, quelques fois, pour relever les moissons affaissées par le poids de l'eau ; heureux s'ils n'ont que le degré de force nécessaire pour cela et si leur durée n'excède pas les besoins des champs, comme il arrive bien souvent; dans ce cas, loin de faire du bien, ils ajoutent au mal, ils consomment la ruine commune, ils s'élancent dans les guérets, ils s'y précipitent avec fureur, ils agitent les tiges, les cassent, les poussent en masse les unes contre les autres et les font ainsi se détruire mutuellement, ils abaissent en outre la température au point de nous faire sentir des froids assez vifs et nous rendre le feu agréable dans les mois de messidor, de thermidor, de fructidor même (1); s'ils arrivent au moment où le grain est formé, où il approche de sa maturité, ils ne sont pas moins à craindre. Il faut qu'on se presse de moissonner pour garantir les épis que les vents ont alors bientôt dépouillés de leur richesse.

Il faut convenir que nous n'avons pas toujours à nous plaindre des vents ; s'ils sont modérés, ils tempèrent la chaleur, ils entretiennent la sérénité du ciel, ils rendent nos étés agréables ; il en est qui se lèvent le matin avec le soleil, suivent cet astre dans son cours et cèdent le soir la place à d'autres venant de l'ouest qui ont souvent un peu trop de force et de fraîcheur ; ces derniers ont quelques fois peu de durée, à peine les sent-on encore à 10 heures, quelques fois ils se prolongent jusqu'au matin. Les uns et les autres doivent leur existence à l'action successive et alternative du soleil sur notre continent.

On peut présumer, d'après la connoissance qu'on vient d'acquérir des vents, que le climat doit être ici très-variable. Il l'est en effet d'une manière bien

_____

(1) Le 10 fructidor an 6, le thermomètre tomba en deux jours de 24 à 11 deg. et demi. Le même phénomène s'est fait remarquer cette année le 23 du même mois.

C 4

prononcée. Les saisons n'y sont marquées, pour ainsi dire, que par accès. Les phénomènes qui appartiennent à chacune d'elles ne s'y montrent que pendant de courts intervalles, la sécheresse seule est permanente et durable, puisqu'elle est de toutes les saisons et que tout contribue à la perpétuer.

Les chaleurs commencent souvent de très-bonne heure, mais elles sont bientôt suivies par des bourrasques très-froides et par conséquent très-dangereuses. Le thermomètre s'élève à 18, 20 degrés, et varie entre ces termes et le 28me degré, où on le voit quelques fois monter. Nous avons alors nos plus grandes chaleurs qui ne durent guère que deux ou trois jours et qui reviennent aussi par intervalles deux ou trois fois dans le cours de la saison, en thermidor et en fructidor principalement. Il est rare de voir les chaleurs porter le thermomètre jusqu'à 30 degrés.

Le froid suit de près la chaleur. On passe rapidement de l'été à l'hiver, sur-tout si les vents du nord dominent en automne. Des froids vifs se font alors bientôt sentir au point qu'on a vu souvent de la glace en brumaire. Mais l'hiver a aussi ses alternatives; des tems tempérés, souvent même fort doux, succèdent à des tems froids, désagréables. Le thermomètre, par une suite de dégradations, se soutient à quelques degrés au-dessus de 0, le froid augmente, le thermomètre s'abaisse encore, il tombe au dessous de ce terme, il se soutient entre les 3 et 5 degrés au-delà duquel il ne va guère, excepté dans les années extraordinaires où on l'a vu descendre jusqu'à 10, 12 et même 14 degrés comme en 89, mais il ne se soutient que peu de tems à ces points extrêmes.

Il existe une différence de deux degrés entre la

campagne et la ville, par des raisons que nous avons expliquées ailleurs.

Le baromètre démontre que l'air est sujet à moins de variations dans sa pesanteur que dans ses autres qualités. A peine y apperçoit-on quelques différences dans des tems qui diffèrent essentiellement entre eux.

Sa hauteur moyenne est de 28 pouc. 1 lig. On le voit s'en écarter peu-à-peu, suivant que les vents passent du nord au sud. Les premiers le font élever jusqu'à 28 pouc. 8 à 9 lig. ; c'est la plus grande élévation. S'ils soufflent avec impétuosité, ils communiquent à chaque coup un mouvement sensible au mercure. Il s'abaisse pendant le règne des vents du sud jusqu'à 27 pouces, mais cela est fort rare. Ce n'est jamais que pour peu de tems qu'il abandonne sa hauteur moyenne où on le voit bientôt revenir.

Ce pays-ci n'est point exempt de tremblemens de terre. On en a ressenti deux secousses dans ce siècle. La dernière eut lieu dans le mois de janvier 1769, vers les quatre heures du matin. Elle fut courte et assez forte ; je n'ai pu savoir si elle fut précédée par quelques-uns des signes qui annoncent ces sortes d'événemens. Je me rappelle fort bien qu'elle n'eut point de suites fâcheuses.

SECTION IV.

Du régime de vie, du tempérament, de la constitution, du caractère, des mœurs des habitans, de leurs occupations et de leurs délassemens.

QUOIQUE l'on soit obligé de tirer du dehors la plupart des denrées de première nécessité, et que par là les comestibles soient portés à un prix fort haut, cependant la misère se fait peu appercevoir dans cette contrée. L'industrie des habitans n'y est point très-active, mais elle suffit à la satisfaction des besoins, et c'est à quoi se borne leur ambition.

Le pain de froment fait la base de la nourriture de toutes les classes. Peu de gens y mêlent du seigle ou d'autres grains grossiers. Il est plus ou moins bon à raison de la quantité de son qu'on laisse mêlé avec la farine. Celui que l'on fait avec les grains apportés par le Rhône est d'une qualité inférieure.

Les légumes frais, les herbes potagères, les fruits de la belle saison, dont nos marchés journaliers sont toujours abondamment pourvus, contribuent à la nourriture du plus grand nombre d'habitans ; en hiver, ce sont les pommes-de-terre, les légumes secs. Le peuple joint à ces alimens du porc salé, des têtes de mouton, les tripes, les pieds de ces animaux, quelquefois un peu de bœuf, des poissons salés tels que les anguilles, du thon, des harengs, des harenquades (1), de la morue, des poissons frais que donne le Rhône, des colimaçons de plusieurs espèces, différens fromages, etc.

Le mouton, le bœuf, l'agneau font la nourriture des classes un peu plus aisées ; elles y ajoutent souvent des poissons de mer arrivés du Martigues, des fruits et des légumes frais, mais les poissons d'une qualité plus recherchée tels que la sole, le rouget, le turbot, etc. sont réservés aux riches, parce qu'eux seuls peuvent atteindre au prix qu'on y met. C'est pour cette raison que leur sont dévolus presque exclusivement le gibier, la volaille, les poissons du Rhône les plus délicats. Quand l'alose est abondante, ce qui arrive souvent, la modicité de son prix la met à la portée du peuple qui en jouit avec d'autant plus

---

(1) Aphia membrada, de Rondelet.

d'empressement qu'elle n'est qu'un poisson de passage. Ces ressources quoiqu'abondantes ne suffisent point aux riches, on les voit faire venir à grands frais pour leurs galas, du saumon, des harengs frais des mers éloignées, des aloyaux de Lyon, des faisans des environs de Paris, etc. L'art du cuisinier est poussé très-loin, mais ici comme ailleurs les plaisirs de la table n'existent que pour ceux qui connoissent les privations.

Le nombre des traiteurs est ici considérable. Tous les jours on voit chez eux des troupes de désœuvrés dévorer, sans goût comme sans besoin, dans un seul jour, ce qui suffiroit à la subsistance de plusieurs familles. Ce goût des grands repas est aujourd'hui fort répandu jusques chez les particuliers ; c'est par-tout une rivalité de luxe et de profusion, au grand préjudice de la santé et du bonheur ; car, avec plus de discernement et d'économie, on satisferoit également à l'une et à l'autre, et des réunions plus fréquentes, parce qu'elles seroient moins dispendieuses, formeroient des liaisons aimables, quelquefois utiles, et toujours le plaisir et la gaîté seroient au nombre des convives.

On a vu que le vin étoit une production des plus abondantes de notre territoire ; tout le monde ici en fait usage, aussi celui que nous récoltons est-il loin de nous suffire.

Le vin du sol d'Avignon, proprement dit, n'est pas d'une bonne qualité ; nous en avons donné la raison. C'est un vin gros, noir, un peu austère, mais il est rarement frelaté, ou, tout au moins, ne l'est-il jamais par les propriétaires. C'est celui qui est à l'usage du peuple. Il étoit autrefois à si grand marché, que dans des années d'abondance on en avoit deux pintes pour un sou. Le plus mauvais vaut aujourd'hui trois et quatre sous le pot.

Celui qu'on tire des pays environnans est meilleur et coûte beaucoup plus. Les vins des deux Châteauneuf, de Morières, de Sorgues, de la Nerte, peuvent être mis au rang des bons vins de la République. Cela n'empêche pas les riches de faire venir à grands frais, des régions les plus lointaines, des vins souvent composés qui n'ont d'autre mérite sur les nôtres que d'être infiniment plus chers.

La bière, le café, les liqueurs, l'eau-de-vie doivent être comptés parmi les boissons en usage aujourd'hui parmi nous.

En été, les cafés sont tous les jours peuplés d'oisifs qui vont y boire de la bière; on voit même cette liqueur débitée depuis peu dans les cabarets, dans les bouchons, devenir ainsi la boisson du peuple qui n'en faisoit pas usage autrefois, à cause de sa cherté. Des brasseries se sont établies dans la ville, aux alentours; la bière est devenue plus commune, son prix qui a baissé, s'est rapproché de celui du vin qui a considérablement augmenté, et l'on en boit beaucoup; mais elle n'a point encore passé sur les tables où le vin conserve toujours tous ses droits.

Il n'en est pas du café comme de la bière. Ce n'est pas seulement par goût, par plaisir qu'on le prend; ce n'est plus exclusivement dans les maisons publiques qu'on va le chercher; son usage est devenu un besoin très-impérieux pour le plus grand nombre. Le riche est forcé d'y avoir recours pour se débarrasser du superflu qui accable son estomac, l'oisif y trouve un moyen de charmer son ennui, le pauvre un moment de distraction agréable; les femmes ne manquent pas de raisons pour en excuser l'usage; elles l'étendent jusqu'à leurs enfans; la mode, l'exemple, le préjugé, le besoin concourent, en un mot, à faire du café la boisson la plus usitée. On le prend le matin, après les repas, rien ne coûte, on sacrifie à ce doux nectar le plus précieux des biens, une santé ferme et vigoureuse, mais le plaisir du moment entraîne et fait oublier les inconvéniens attachés à l'usage immodéré de cette liqueur. Les nerfs souffrent essentiellement de ses atteintes. Ces organes ne sont pas moins affectés par l'abus des liqueurs fortes et de l'eau-de-vie. Ces breuvages dangereux sont fort usités. Le pauvre boit le matin à jeun de l'eau-de-vie, le riche au milieu de ses repas, après il prend encore des liqueurs de différentes sortes. Le petit nombre de ceux qui échappent aux maux que produisent ces boissons, trompe, égare la multitude. On cite les noms de ceux qui ont vécu quatre-vingt ans en usant journellement, en abusant de ces poisons, et on a bientôt oublié les noms de ceux, bien plus nombreux, dont ils ont rendu l'existence malheureuse et qu'ils ont finalement conduit au tombeau.

Partagés en trois classes bien distinctes, distribués dans des quartiers séparés quoique renfermés dans une même enceinte, livrés à des travaux, à des genres de vie différens, respirant un autre air, les habitans doivent offrir à l'observateur des variétés considérables dans le tempérament et la constitution physique. Il en existe effectivement beaucoup, jusques dans le langage, indépendamment de celles qui résultent des modifications qu'apportent les circonstances dans lesquelles chaque individu vient au monde, telles que la saison, l'âge, la santé des parens, etc. ; aussi rien de plus difficile que de déterminer ici le tempérament et la constitution des habitans relativement au climat. Celui-ci est d'ailleurs si variable qu'il n'a point d'empreinte déterminée, et qu'il permet aux circonstances secondaires de donner aux corps toutes les modifications qui leur appartiennent.

Habitant les parties orientale et méridionale de la ville, occupés aux travaux de la campagne, exposés tout le jour à l'influence d'une lumière vive, d'un soleil ardent, les agriculteurs, comme tous les peuples du midi, sont d'une stature moyenne, leurs membres sont grêles; mais assez forts. Ils sont maigres, leur peau est brune, leur tempérament est en général sanguin, bilieux, mélancolique. Ce sont eux qui vivent le plus simplement.

La classe des artisans, des ouvriers, des gens aisés, la plus considérable de toutes, est distribuée dans tous les quartiers, mais principalement au centre de la ville. C'est sur ces nombreux individus que se trouvent les plus grandes variétés.

· Gorgé d'alimens, vivant dans l'oisiveté et la mollesse, évitant le froid, la chaleur, cherchant l'ombre et le frais, l'opulent citadin ne sauroit ressembler à l'agriculteur, à celui qui mène une vie active, pénible, qui est exposé à toutes les injures du tems. Le maçon diffère du taffetatier, le tisseran du serrurier; ceux qui habitent des rues étroites, dans des maisons basses, obscures, humides, mal-saines, ne sont pas tels que ceux qui vivent dans des maisons vastes, sèches, bien éclairées, situées dans de grandes rues; aussi ne trouve-t-on pas dans cette classe deux hommes qui se ressemblent, et ce seroit en vain qu'on voudroit leur assigner un tempérament; ils les réunissent tous. On peut les considérer comme appartenans à tous les climats, à tous les pays. Au milieu de cette multitude, on peut dire de nations, on en distingue pourtant une qui a des caractères qui lui appartiennent. C'est celle des Juifs. Ils ont des nuances particulières qui dérivent essentiel-

lement de leurs mœurs, de leurs usages, etc. Ils
vivent dans un quartier qui leur est affecté, ils respirent le même air, ils sont tous adonnés à la même
profession, ils ne contractent de mariages qu'entre
eux; leurs races étant moins croisées, leurs enfans
offrent moins de différence; aussi les connoît-on
tous, autant à leur allure, à leur langage, à leur
accent, qu'à leur petit nombre, qui a singuliérement
diminué depuis la révolution.

Le troisième quartier, celui de la partie occidentale de la ville, renferme beaucoup d'habitans qui
ressemblent assez à ceux des autres quartiers; mais
les porte-faix, les meuniers, les gens du Rhône, qui
constituent le plus grand nombre, offrent des différences très-prononcées. Ils sont plus corpulens, plus
forts, plus robustes que les agriculteurs; ils sont aussi
plus blancs et plus grands. La nature de leurs travaux
qui ne reviennent que par intervalles, l'air plus frais,
plus tempéré qu'ils respirent, contribuent beaucoup
à cette différence. Ils se nourrissent d'ailleurs beaucoup mieux. Leur tempérament participe du bilieux
et du sanguin.

Il ne paroît pas qu'on puisse attribuer au climat aucune influence bien marquée sur les personnes du sexe.
Leur forme, leur développement, leur complexion
varient dans tous les quartiers à raison de leurs parens, de leur éducation, de leur genre de vie, de leurs
occupations. Il y a donc parmi elles des nuances in-
finies; en général on peut dire cependant que les
femmes ont ici un physique avantageux. Elles ont
une taille plus que moyenne, une démarche aisée,
agréable, une physionomie gracieuse, un teint frais,
de l'embonpoint; elles prouvent cette vérité que s'il
n'y a qu'une manière d'être belle, il en est mille d'être
jolie. Leur constitution est fort bonne. Les enfans

paroissent participer plus d'elles que de leurs pères.
On citeroit ici plusieurs femmes grandes, belles, bien
développées, dont les mœurs sont irréprochables,
mariées à des hommes petits, maigres, foibles en
apparence, qui ont mis au monde des hommes grands,
forts, robustes. Cette observation est digne d'être
rapportée.

Le climat, qui n'a point toute l'énergie nécessaire
pour imprimer à nos corps des formes déterminées,
en a pourtant assez pour avoir une influence marquée
sur notre caractère et sur nos mœurs.

Ce sont nos sensations qui forment nos idées. Les
variations perpétuelles de notre atmosphère varient
nos sensations à l'infini. Des jours beaux, calmes,
sereins nous mettent dans une disposition d'esprit
agréable. Le tems se brouille-t-il le lendemain, notre
humeur change, nous regrettons le jour d'auparavant ; nos regrets se convertissent en mouvemens de
dépit et d'impatience, quand le vent de nord-ouest vient
le jour d'après nous faire sentir les froids de l'hiver au
milieu de l'été. Cette succession rapide de sentimens
opposés donne, à la longue, à notre esprit un caractère de mobilité singulière.

Il est pourtant de causes morales et physiques qui
éludent l'influence du climat et qui en triomphent.
Telles sont les passions, l'éducation, une parfaite
organisation, une constitution forte, etc. Aussi
avons-nous des hommes instruits, patiens, éclairés, d'autres fermes et courageux, qui se font ré-
marquer ici comme par-tout ailleurs. Les Avignonais, entraînés par un héroïsme de chevalerie qui
tenoit lieu de tous les talens dans les siècles d'ignorance et de barbarie, donnèrent des preuves signa-
lées de vaillance et de bravoure. Réunis à l'armée de Domitius Œnobarbe, ils eurent la plus

grande

grande part à la victoire que ce consul romain remporta sous les murs d'Avignon contre le chef des Auvergnats.

En 1213, les troupes avignonaises ne contribuèrent pas peu au succès des armes de Raymond VI, comte de Toulouse.

Réunis en 1398 avec Boussicaut et les cardinaux, ils firent des prodiges de valeur contre l'anti-pape Pierre de Lune.

Contre les Sarrasins, les hérétiques, assiégés par Louis VIII, et dans une infinité d'occasions qu'il seroit trop long d'énumérer, toujours on vit les habitans d'Avignon manifester beaucoup d'ardeur guerrière, et donner des preuves du plus grand courage.

L'influence du climat peut donc être modifiée par l'esprit dominant du siècle.

Des tems plus calmes et plus heureux ont ainsi produit des caractères plus paisibles et des mœurs plus douces. On auroit fourni naguère mille preuves de cette vérité. Les excès révolutionnaires ne forment point un argument contre nous. Il ne faut point les imputer à la masse. J'aime à croire que les choses n'ont point changé.

Les étrangers ont toujours reçu ici l'accueil le plus favorable. Le peuple y est en général confiant, affable, doux ; mais il est inconstant, incohérent, difficile à assujettir à des lois communes. C'est à l'incohérence qui a existé de tous les tems entre toutes les classes, et qui est encore plus forte aujourd'hui que l'esprit de parti divise encore beaucoup d'individus ; que la révolution a dû ses progrès rapides, et les caractères qui l'ont distinguée dans nos pays. Il faut espérer que bientôt mettant fin à toutes les haines, offrant mille moyens de réconciliation, la religion catholique rétablie dans son unité ramenera l'union, l'ordre, l'harmonie non-seulement entre toutes les

D

classes, tous les partis, mais entre tous les individus et n'en fera qu'une même famille. Ces heureux changemens qui ne peuvent venir que d'elle, font sentir aux gouvernans combien il presse de mettre fin aux divisions qui existent entre les ministres et par conséquent entre les citoyens qui partagent leurs opinions et leurs sentimens.

Le sol à raison de son étendue ne pouvant pas occuper un grand nombre de bras, les hommes devoient se tourner ici vers les manufactures et les arts. Les seuls presque qui fussent cultivés il y a vingt ans, sont l'imprimerie et la fabrication des étoffes de soie. L'imprimerie a beaucoup déchu, mais les manufactures de soie ont conservé une partie de leur activité. Depuis la révolution, des manufactures de différens genres se sont établies. Indépendamment de celles qui sont aux dominicains, cordeliers, etc. on compte déjà plusieurs fabriques d'acétite de cuivre qui conviennent d'autant plus à nos pays qu'on y trouve à la fois le cuivre fabriqué et le marc nécessaire à l'oxidation.

Nous avons aussi quelques fabriques d'acide nitrique, quelques-unes de salpêtre ; les unes et les autres occupent peu de bras.

Renonçant aujourd'hui à leurs préjugés, des citoyens destinés à l'oisiveté s'empressent de participer au doux avantage d'être utiles à leur pays. Des ci-devant nobles ont embrassé le commerce; beaucoup d'autres individus dont le cloître auroit peut-être enseveli les talens, sont livrés à une industrie honorable. Tous les jours on entend parler de la création de quelque nouvelle maison de commerce. Ainsi l'agriculture, les manufactures de soie, les fabriques d'acétite de cuivre, d'acide nitrique, de salpêtre, de toiles peintes, la fonderie, le commerce, l'étude des lois nouvelles, les armes, l'exercice des différens arts et métiers nécessaires aux besoins de la société, occupent aujourd'hui tous les citoyens et en laissent peu dans l'inaction.

S'il est utile de connoître le genre de travaux auxquels un peuple est livré, il ne l'est pas moins d'être instruit des moyens à l'aide desquels il se délasse, il s'amuse, il remplit ses momens de relâche, puisque les amusemens, comme les travaux, ont une influence directe sur la santé.

La majeure partie des habitans ne sait chercher le plaisir que dans les cabarets ou les cafés. Le cabaret est l'unique ressource des gens du peuple. Ceux d'une classe un peu plus relevée remplissent les cafés. Il n'y avoit ici qu'un seul café il y a quarante ans; on en compteroit aujourd'hui quarante. Les traiteurs ont aussi leurs habitués : les dimanches, les jours de fêtes, tout est rempli. Depuis le rétablissement du culte, les églises sont aussi très-fréquentées. La police actuelle, sage, vigilante, incorruptible, a heureusement fermé tous les tripots où la multitude des sots alloit, sous l'appas d'un gain frivole, perdre avec la santé le peu d'argent qu'elle avoit pu économiser dans toute la semaine. Dans aucun pays peut-être on étoit aussi passionné pour le jeu.

Le billard amuse encore la foule des jeunes gens. Heureux, s'ils ne se livroient à ce jeu que pour faire un exercice agréable et salutaire, mais on les voit trop souvent y sacrifier un tems qu'ils devroient consacrer à l'étude et au travail. Le nombre des billards s'est accru à un point qu'on en trouve dans tous les quartiers de la ville.

On aimoit autrefois beaucoup le jeu de paume. Les gens aisés y trouvoient l'occasion de faire un exercice qui, avec la santé, leur donnoit encore de l'agilité , de la grace , de la souplesse. On a tout-à-fait abandonné ce jeu. L'ancien local est démoli, le nouveau est converti en une salle de bal où l'insomnie prépare des mal-aises pour le lendemain et où l'on ne rencontre que des écueils au lieu des avantages qu'on y trouvoit auparavant.

Le jeu de mail, qui étoit anciennement fort à la mode , n'étoit pas moins amusant , ni moins propre à fortifier le corps ; on ne le connoît plus que par le nom que porte encore l'endroit où l'on se livroit à ce jeu.

Heureusement le peuple conserve quelque goût pour le jeu de boule ; il paroît même s'en amuser beaucoup davantage depuis quelque tems. Les plus sages , les moins adonnés au vin , aiment encore à jouer à ce jeu qui exerce utilement tous les membres par les mouvemens qu'il exige et qui sont bien propres à conserver la vigueur.

Le pays n'est point assez riche pour entretenir habituellement une troupe de comédiens. Nous avons pourtant une salle de spectacle , et quand il arrive qu'elle est occupée par une réunion d'artistes qui ont quelque talent , on ne manque guère de s'y rendre. Le peuple y donne presque toujours des preuves de discernement et de goût , soit qu'il applaudisse ou qu'il improuve. L'opéra a sur-tout pour lui beaucoup d'attraits , sans doute par un effet de la corruption générale , qui fait qu'on aime mieux exercer ses sens que son esprit. Le genre de musique qu'on y préfère , c'est le genre gai , vif , dont le mouvement est rapide ; les airs tristes , mélancoliques des ariettes savantes captivent l'attention , mais ne plaisent pas à la généralité.

La gaité naturelle aux habitans de ce pays-ci a subi des altérations remarquables. L'ambition s'est

glissée dans toutes les classes , l'exemple de quelques
fortunes rapides a mis en fermentation beaucoup de
têtes. De là des sollicitudes qui donnent du dégoût
pour les choses simples , naturelles , et l'empreinte
de sérieux et de tristesse qui se fait remarquer sur
presque tous les individus. Aussi plus de bals , plus
de fêtes champêtres , plus de farandoules , à moins
que les fifres et les tambourins ne soient payés comme
dans les jours de fêtes républicaines , pendant que
ces jeux étoient autrefois un des amusemens les
plus agréables du peuple qui en faisoit volontiers
les frais.

Jamais on n'avoit tant aimé ce qu'on appelle la
société. La foule , le mélange qui la rendent agréable aux yeux de quelques-uns , est un effet malheureux de nos nouvelles coutumes. On se presse , on
s'entasse dans des lieux souvent étroits que le feu ,
le nombre de chandelles ou de bougies qu'on y brûle ,
rendent encore plus mal sains. On y passe une partie des nuits que l'on devroit donner au sommeil.
On sacrifie au projet de l'assemblée du soir le jour
qu'on eût employé à remplir les devoirs de famille.
La parure, l'incurie, le jeu , dissipent les ressources pécuniaires. Qu'a-t-on gagné en revanche ? Rien.
Des jeunes gens à peine échappés à l'enfance sont
admis dans les cercles , ils n'ont encore rien acquis
de ce qui pourroit les rendre agréables , ils veulent
pourtant le devenir ou le paroître. Bientôt l'habitude
de se trouver avec les femmes leur donne une sorte
de langage, une espèce de galanterie froide , ma-
niérée, qui peut amuser , mais qui n'est plus la
franchise, l'amour de nos bons aïeux. Ceux - ci
voyoient moins , ils imaginoient davantage , les
passions s'emflammoient, les récits que l'on enten-
doit, rendoient les desirs plus vifs. On vouloit ap-

partenir à celui dont on vantoit les qualités éminen-
tes, les talens utiles, on s'efforçoit d'obtenir celle
dont on connoissoit les vertus, la douceur, dont
on avoit entrevu les charmes, on contractoit des
mariages. A force de se voir aujourd'hui, on voit
tout froidement, ou l'on se connoit trop bien ; aussi
rien n'est-il plus rare que les mariages entre les
jeunes gens et les demoiselles de la ville.

Combien d'autres maux fait encore la société. Je
sortirois de mon objet si je voulois les signaler tous.
Il me suffit d'avoir fait appercevoir les plus remarquables sous les rapports de la santé, des mœurs,
et de la politique.

SECTION V.

Des maladies endémiques, de celles qui sont les
plus particulières aux différentes professions,
arts ou métiers.

LES différences bien réelles qui existent entre nous
de toutes les manières, ne permettent pas de supposer
que nous puissions tous être également soumis à l'influence d'une même cause. L'expérience confirme
cette conjecture. On voit tous les jours que ce qui
convient à l'un, nuit à un autre, que des individus
vivant dans les hôpitaux au milieu de ce qu'on appelle la contagion, ne sont point frappés par elle, etc.
Si l'on examinoit attentivement les effets de ces miasmes destructeurs qui causent les épidémies, les pestes, peut-être on verroit qu'ils n'ont de prise que sur
des sujets qui sont actuellement dans des circonstances analogues, capables de favoriser leur développement ; que pour cette raison ils ne peuvent pas
être considérés comme causes de maladies commu-

nes. Je trouve dans le journal de médecine qui vient
de paroître, l'extrait d'un ouvrage du docteur
Assalini, dans lequel on rapporte une foule de faits
qui fortifient singuliérement cette conjecture. *Vol.*
3, *n.º de vendémiaire an* 10, *pag.* 109 *et suiv.*

On a vu que l'air de ce pays-ci étoit bon, sain,
que l'atmosphère étoit continuellement renouvelée
par la circulation que les plantes entretiennent entre
l'azote et l'oxigène, par des vents de différens genres et dans toutes les saisons. Le ciel y est presque
toujours pur, serein, le climat tempéré. Nous n'avons
ni marais, ni étangs ; il n'existe aucuns foyers dans
notre voisinage, qui puissent nous donner des exha-
laisons malfaisantes ; aussi n'avons-nous point, à
proprement parler, de maladies endémiques.

S'il en existe de plus communes, c'est moins dans
le climat qu'il faut en chercher la cause, que dans
l'ignorance et les préjugés. On seroit autorisé à pen-
ser qu'ils règnent ici avec plus de tyrannie que par-
tout ailleurs. Rien ne peut y arracher le peuple à ses
erreurs. Le philantrope, le magistrat, le médecin
ne peuvent le servir que malgré lui. Les Avignonais
ont été les premiers de ces départemens à connoître
la vaccine, leurs funestes préventions les ont empê-
chés jusqu'ici d'en profiter. La certitude acquise de
l'innocuité de l'inoculation de cette nouvelle maladie, des avantages qu'elle a sur l'ancienne, n'a pû
les convertir. Les efforts de l'artiste, le zèle de l'humanité, les invitations du magistrat, etc., tout a été
inutile. On compte en tout vingt enfans vaccinés,
tandis qu'on n'en trouveroit qu'un bien petit nombre
qui ne l'ait pas été dans toutes les villes et villages
qui nous environnent. L'inoculation ordinaire n'y est
guère plus répandue ; aussi la petite vérole naturelle
emporta-t-elle, l'année dernière, plus de la moitié
des enfans qu'elle attaqua.   D 4

Les variations de l'atmosphère, les changemens de saisons sont moins fâcheux dans une ville dont l'exposition est bonne et qui reçoit les impressions salutaires des rayons du soleil et des vents. C'est l'un des avantages de la nôtre, et nos observations justifient cette assertion, du père de la médecine. L'habitude modifie encore ce que ces variations pourroient avoir de dangereux pour nos corps, mais elle ne sauroit nous prémunir contre les inconvéniens des fréquentes sécheresses. Quand elles durent long-tems, elles nous enlèvent beaucoup trop d'humide. Les humeurs s'épaississent, deviennent visqueuses, la fibre se roidit, elle est plus susceptible d'irritation. Du concours de ces deux causes naissent des maladies inflammatoires telles que des rhumes, des pleurésies, des fluxions de poitrine, des rhumatismes, des fièvres ardentes, des ophtalmies, des maux de gorge, etc.; aussi sont-ce là nos maladies les plus ordinaires.

Toutes les autres varient avec les saisons et participent des constitutions qui dominent dans différens tems de l'année. Souvent elles n'ont point de liaison manifeste avec les intempéries des saisons actuelles ou antérieures. Sydemham et beaucoup d'autres ont observé ailleurs la même chose. Les maladies sont donc ici ce qu'elles sont par-tout, et ce seroit faire un traité de médecine que de vouloir en faire l'histoire. On ne pourroit pas dire non plus que telle maladie est plus commune dans telle ou telle saison, puisque celles-ci n'affectent aucune marche régulière, et que les vicissitudes du froid et de la chaleur sont telles qu'on éprouve au milieu de l'hiver les douceurs du printems, et des froids rigoureux dans le cours de la belle saison; aussi voit-on en hiver les maladies du printems, celles de l'été en

automne et dans tous les tems de l'année, à cause
du type inflammatoire qui les caractérise.

Les différentes professions ne paroissent pas exposer ceux qui les exercent, à des maladies particulières. En général, le régime est bon, les alimens sont abondans et de bonne qualité, la salubrité du climat, l'éducation, l'usage atténuent les
inconvéniens attachés aux métiers divers qui occupent nos ouvriers et leur enlèvent ce qu'ils pourroient
avoir de dangereux. Mais leurs maladies prennent
un caractère plus grave à cause de leurs mauvaises
pratiques, de l'abus qu'ils font du vin, du café, des
liqueurs, etc.

Rien n'est plus difficile que d'assigner les vraies
causes des maladies, les médecins les plus expéri-
mentés n'osent prononcer qu'en tremblant, qu'avec
une sage défiance. Le peuple n'éprouve pas cet em-
barras ; il donne toujours la raison de tout. Deux
événemens se succèdent-ils de près ; le premier a
produit le second. Deux phénomènes se montrent-
ils à peu d'intervalle ; le second dépend à coup sûr
du premier. Le mal vient de là, c'est incontestable.
Il faut faire tel ou tel remède, et on agit ; mais, le
plus ordinairement, d'une manière diamétralement
opposée aux véritables besoins des malades.

Tel n'a jamais été saigné, il croiroit périr s'il
consentoit à l'être.

L'estomac est rempli de crudités, de mauvais le-
vains, le médecin propose l'émétique ; à Dieu ne
plaise ! le malade aimeroit mieux mourir. Le principe du mal passe dans les dernières voies, la fièvre
s'allume, le mal s'aggrave, bientôt le malade va
succomber, si par des remèdes bien plus désagréables, plus nombreux et plus incertains que l'émétique, on ne parvient à le sauver.

Un autre souffre que la fièvre use jusqu'au dernier ressort de la fibre avant que de vouloir prendre le kina qui alloit la fixer et couper la lourde chaîne de maux qu'elle trainera après elle ; l'œdemacie, la jaunisse, les obstructions des glandes, l'hydropisie, etc. ne doivent souvent leur source qu'à ce fâcheux entêtement.

On ne sauroit nombrer les malheurs de l'espèce humaine en ce genre.

Les porte-faix, adonnés au vin, à l'eau-de-vie, périssent de bonne heure de maladies inflammatoires de poitrine. Les pleurésies sont chez eux presque toujours mortelles. Dans un âge plus avancé, ils deviennent sujets aux douleurs rhumatismales, à la goutte, à la cataracte.

Les agriculteurs, qui en général boivent aussi beaucoup, sont livrés aux mêmes maladies, à la goutte près qu'on voit rarement chez eux.

L'usage du café, devenu on ne peut pas plus commun parmi toutes les classes, ajoute non-seulement du danger aux maladies, mais on doit encore lui en attribuer d'autres que le peuple ne connoissoit pas. Ceux qui sont sédentaires, se trouvent mal du café ; comme boisson chaude, il contribue au relâchement de la fibre que produit l'inaction ; il nuit encore à ceux qui sont forcés par état à une vie agissante ; il leur donne une activité qui leur plait, mais qui les use. Ils ne sont pas suffisamment nourris par ce déjeûner ; ils dineront davantage, leurs digestions se feront mal, bientôt ils auront recours au café pour venir au secours de leur estomac, et ils finiront par ne pouvoir plus digérer sans lui. Cela arrive tous les jours aux femmes qui s'en sont fait un besoin par l'habitude. Elles veulent bien consentir à prendre des remèdes, à introduire dans leur

régime les changemens que le médecin jugera nécessaires , mais à condition qu'on leur laissera le
café ; aussi les fleurs blanches tourmentent les trois
quarts des femmes ; de jeunes filles même en sont
déjà dégradées à un âge où on n'en voyoit jamais
autrefois. Les maladies vaporeuses sont devenues
très-communes. Le peuple, qui s'en moquoit, en est
atteint à son tour. Ces maladies prennent encore
naissance dans d'autres sources. Les chagrins cui-
sans occasionnés par les malheurs des tems, les in-
sultes impunies, la gloutonnerie , l'abus du vin, de
la bière , des liqueurs , le désœuvrement n'y contribuent pas peu : aussi les voit-on par-tout , et on est
étonné de les reconnoître évidemment chez des hommes qui d'ailleurs offrent toutes les apparences de la
vigueur et de la santé.

Le passage fréquent des troupes, leur station dans
les villes ont concouru, avec d'autres circonstances,
à la dépravation des mœurs. Les maladies vénérien-
nes se sont multipliées et ont ouvert une porte de
plus aux maladies de nerfs , parce qu'on en confie
malheureusement le traitement à des charlatans
effrontés qui trompent l'espérance des malades en
perpétuant la maladie. Les traitemens qu'ils admi-
nistrent , sont toujours mauvais ; ils pèchent par
excès, par défaut, par le choix des remèdes. Le
muriate corrosif de mercure, l'acide nitrique sont
ceux que l'on emploie le plus communément ; les
malades ne guérissent point. Ils recourent à d'autres
guérisseurs de la même trempe, à d'autres remèdes
également inefficaces ; s'il arrive par cas fortuit qu'à
la fin ils guérissent , la crainte de n'avoir fait les
choses qu'à demi, de n'être point radicalement gué-
ris , les préoccupe , les trouble , les constitutions
s'altèrent , se dégradent , le mal gagne l'esprit et les

vapeurs commencent. Elles arrivent souvent à un degré qui ôte tout espoir de guérison, parce qu'au lieu d'employer des moyens convenables, les malades ne savent recourir qu'à ceux qu'ils croient propres à les délivrer d'un mal qu'ils n'ont plus. Non-seulement l'abus des remèdes rend la vie triste, pénible, insupportable, il en abrège encore la durée. Le muriate corrosif du mercure attaque bientôt la poitrine et rend mortelles les maladies de cette cavité auxquelles on est ici exposé, autant à cause de l'intempérie sèche qu'à cause des variations brusques de l'atmosphère. On sait d'ailleurs combien l'usage de ce remède est dangereux dans les pays chauds, même entre des mains habiles.

Il seroit trop long de relever toutes les erreurs qui compromettent l'existence du peuple. Cela exigeroit un ouvrage tout entier. Il seroit à desirer que le gouvernement le commandât, le répandît avec profusion. On frémit quand on songe seulement à la multitude d'enfans qui meurent tous les jours victimes de la coutume, du préjugé et des traitemens vicieux que l'on exerce envers eux.

_____

SECTION VI.

De l'état politique et civil, de la population, du nombre des maisons, des hôpitaux, etc.

AVIGNON est une ville extrêmement ancienne. On ne connoît pas précisément l'époque de sa fondation. On conjecture avec raison qu'elle fut bâtie par les Cavares, dont elle étoit la ville capitale. Il paroît qu'elle étoit déjà considérable avant que la République romaine étendît ses conquêtes sur les provinces de la Gaule narbonaise. Le pape Urbain V fit ensevelir sous les fondemens du palais apostolique une statue d'Hercule.

On a présumé que la ville devoit sa fondation à ce demi-dieu. On peut tout au moins croire qu'il y avoit un temple où on lui rendoit un culte particulier. Diane y avoit aussi le sien ; Jupiter y comptoit beaucoup d'adorateurs ainsi que Janus. Les têtes de ces Dieux existent bien conservées chez M. Calvet, un des plus habiles antiquaires de nos jours. On trouve aussi dans les mémoires de ce savant l'histoire et le dessin d'un superbe monument antique qui étoit situé au bord du Rhône. On peut en voir encore des restes dans les maisons situées à la gauche de la rue Petite-fusterie , sur laquelle le fleuve passoit dans ces tems-là. C'est une suite d'arcades, grandes, fortes, d'un ordre d'architecture noble et majestueux. On croit qu'elles faisoient partie des premières murailles. Une de ces arcades , entiérement à découvert , porte le clocher de l'église de la Magdelaine. On voit encore dans ma cave un panneau de mur véritablement antique , qui , suivant toute apparence , a fait autrefois partie du temple de Jupiter.

Les historiens font mention de plusieurs autres monumens qui déposent en faveur de l'antiquité de la ville. On présume aussi qu'elle a dû subir des révolutions de plus d'un genre. Avant qu'elle fut vendue aux papes , sous la domination de ceux-ci, une foule d'événemens en ont plusieurs fois changé l'état physique et politique. Elle avoit acquis dans le quatorzième siècle un tel degré de prospérité et de population , qu'on fut obligé d'en agrandir l'enceinte. Les premières murailles dont les Grecs marseillois l'avoient entourée , étoient dégradées , ruinées, plus d'à moitié détruites. Le pape Clément VI commença la construction de celles qui existent encore aujourd'hui. Elles furent continuées en 1356 par Hérédia, gouverneur de la ville et du Comtat.

Ce n'est pas une circonstance indigne d'être remarquée, que, depuis cette époque, Avignon n'ait rien gagné. Plus de quatre cents ans se sont écoulés sans que cette ville ait rien acquis en population, en splendeur, en étendue, tandis que d'autres villes, changeant totalement de face, ont doublé depuis moins d'un siècle.

Les guerres de religion, les pestes, les inondations ou autres incidens ne sont pas les seules causes qu'on pourroit accuser de cette singularité ; elle tient sans doute à beaucoup d'autres. La forme de l'ancien gouvernement en étoit une sans contredit, mais il en existe d'autres qui la tiendront long-tems dans l'état de stagnation où elle languit depuis si long-tems. Le Gouvernement républicain, le commerce sont bien propres à occasionner des changemens favorables, mais la génération actuelle ne participera que tard aux bienfaits qui peuvent résulter du nouvel ordre de choses. En général le pays est pauvre. On compte à peine sur son terroir vingt maisons de campagne tant soit peu agréables, pendant qu'au tour de Marseille, de Grenoble et d'autres villes très-peuplées et riches, le sol est couvert de maisons de plaisances délicieuses.

Nous avons d'ailleurs beaucoup à réparer. La population, qui en 1777 s'élevoit à 30,284 individus, n'est plus aujourd'hui que de 21,412. Voilà le tableau des individus dont elle se compose. Le nombre des femmes et des filles excède celui des hommes et des garçons.

Hommes ou enfans . . . . 3878.
Femmes ou petites filles . . . . 4925.
Garçons au dessus de 12 ans . . . . 3601.
Filles au dessus de 12 ans. . . . . 4771.
Troupes en station . . . . 303.
Habitans de la campagne . . . . 1430.
Habitans de Morières et de son terroir . . . 2504.

TOTAL . . . . 21412.

Ce n'est pas que ce pays soit sans ressources. Il est digne au contraire des sollicitudes du Gouvernement par les moyens de prospérité qu'il offre en tout genre.

Le nombre des maisons situées dans la ville ou dans le territoire est de 3486. Elles pourroient loger dans l'état actuel 50,000 habitans. Si l'on avoit besoin de construire, on a vu que l'espace ne manqueroit pas.

Des maisons de secours , des hôpitaux offrent aux pauvres des asyles contre la misère et contre les maux qui viennent les assaillir.

L'Hôpital général est un des plus beaux monumens de la ville. Il réunit à l'élégance de l'architecture la plus belle exposition. Situé au levant de la ville , sa principale façade regarde le midi , elle est percée de fenêtres qui donnent à l'air l'accès le plus libre. Devant , derrière , à chaque extrémité se trouvent des jardins , des prairies qui permettent à l'air régénéré par les plantes de circuler et de pénétrer de tout côté , et de remplacer l'air infecté par les miasmes qui s'exhalent des corps et des matières animales. Les salles sont très-grandes , très-élevées , elles sont tenues très-proprement , les malades sont en petit nombre ; peu d'hôpitaux sont aussi salubres. Il est rare d'y voir des maladies épidémiques.

S'il est arrivé quelques fois qu'on a vu dans la salle des blessés des gangrènes s'y propager , y aggraver des plaies d'abord simples; il est probable que c'étoit plus à la disposition des sujets qu'il falloit attribuer ce fâcheux événement, à des circonstances antécédentes, à des fautes dans le régime, qu'à aucun principe contagieux, puisque des malades ne souffroient aucune altération dans leurs plaies, quoique placés entre deux lits où couchoient des malades affectés de gangrène, puisque sans l'emploi d'aucun moyen de désinfection, par le traitement le plus simple, les gangrènes disparoissoient pour ne plus revenir, ou pour reparoître après de nouvelles fautes, de nouvelles inquiétudes, etc. et non pas par le retour d'aucun miasme mal-faisant.

Deux cent cinquante malades peuvent être reçus à l'Hôpital dans le même tems. Depuis que la paix est faite avec l'Italie, que le nombre de militaires que l'armée fournissoit a considérablement diminué, la moitié des lits est presque toujours vuide.

Les habitans s'y présentent aussi en moins grande quantité. On verra par le tableau ci-joint, que le nombre a toujours été en diminuant depuis l'an deux de la République.

Il est facile d'en trouver les raisons. Il en existe de plus d'un genre. La classe indigente n'a pas moins souffert de la révolution que celle des gens aisés. Elle a eu ses émigrés, ses proscrits; elle a fourni beaucoup plus aux armées; le nombre des malades a diminué par conséquent en proportion de celui de la classe entière.

L'Hôpital a été pendant long-tems dans une pénurie extrême. Les avances que l'administration étoit obligée de faire pour les militaires, absorboient tous les revenus. On ne se soutenoit que par le crédit, que par le cautionnement des administrateurs; de sorte que l'on y avoit à peine les choses de première nécessité,

souvent

souvent même on en manquoit. Les pauvres, prévenus de ce dénuement, aimoient mieux rester chez eux
où la charité de quelques personnes et le zèle des officiers de santé prévenoient leurs besoins et suppléoient
au peu de ressources que l'on trouvoit à l'hôpital. Par
là on a un peu perdu l'habitude de s'y rendre.

La vente des biens nationaux a mis dans l'aisance
beaucoup d'individus, et le nombre de nécessiteux a
diminué d'autant.

ÉTAT des habitans et des militaires qui ont été reçus
dans l'Hôpital d'Avignon, depuis l'année 1786
jusques et inclus l'an 8 de la République.

Désignation des années.	Hommes.	Femmes.	Militaires.	Observations.
1786	1072	1017		
1787	1172	1051		
1788	1251	990		
1789	1470	1090		
1790	1708	1122		
1791	1962	1285		
1792	1580	1204		
1793	1131	1111	3081	
1794	603	620	946	
an 3	674	647	1377	
4	585	784	3947	
5	509	493	1222	
6	448	458	1435	
7	387	371	2719	
8	451	511	4602	
TOTAL.	15003	12814	19326	

E

Parmi les causes qui ont détourné les malades de se rendre à l'hôpital, on peut compter aussi la suppression des religieuses. Ces personnes respectables, animées par les sentimens de la religion et de l'humanité, se vouoient à Dieu et le servoient dans la personne des pauvres ; aussi leur prodiguoient-elles les soins les plus assidus et les plus empressés. Les fonctions les plus pénibles et les plus dégoûtantes ne les rébutoient point, elles attendoient du ciel le prix de leur dévouement, de leur zèle ; elles consoloient le pauvre et adoucissoient ainsi avec le sentiment de ses maux celui de sa misère. Combien de bourgeois étoient moins bien servis chez eux, que l'indigent ne l'étoit à l'hôpital. C'étoit un bien, sans doute, mais ce bien avoit quelques inconvéniens. On accouroit à l'hôpital pour des riens, on s'arrangeoit pour venir y passer le quartier d'hiver, pour guérir d'un ulcère qu'on avoit exprès négligé pendant le cours de la belle saison. Cette ressource toujours présente contribuoit à perpétuer la misère, elle entretenoit chez la multitude l'indolence, la paresse et l'imprévoyance qui sont en elle des défauts naturels.

Il seroit pourtant à souhaiter qu'ici, comme on l'a déjà fait ailleurs, on rétablit la maison de ces vertueuses filles. Il s'en faut bien qu'elles ayent été remplacées par les gens à gage qu'on a chargé de leurs fonctions. Le bon ordre, l'économie, l'humanité commandent leur rétablissement.

La tendance universelle des esprits vers le commerce et les manufactures, le luxe qui va toujours croissant, augmenteront nécessairement le nombre des ouvriers, de cette classe d'hommes qui gagnant à peine de quoi suffire aux besoins journaliers, seront obligés de recourir à l'hôpital dès les premières atteintes de la maladie. Cet établissement, par ses

ressources et l'étendue de sa localité , suffira long-
tems encore aux malades de cette ville , d'autant
plus que d'autres institutions viendront au secours
des ouvriers indigens et valides dans les tems d'inaction forcée. Ces institutions sont indispensables, si
l'on veut extirper la mendicité et sur-tout prévenir
les crimes.

Si dans tous les tems la misère a été la conseil-
lère des mauvaises actions, cette maxime est encore plus vraie de nos jours, où la dépravation des
mœurs , l'habitude du vice et l'impunité des crimes
même ont rendu presque nul le frein salutaire de la
morale.

Peut-être est-ce à cette effrayante propagation des
vices que l'on doit la disparition d'une classe de
malades qui étoit autrefois si considérable qu'on avoit
cru devoir lui affecter une salle particulière à l'hôpital. C'est celle des chlorotiques. Le libertinage
sans doute , autant que l'abolition des corps de ba-
leine , a contribué à les délivrer de leurs pâles couleurs et de leur bouffissure. On conçoit que l'hôpital
seul y a gagné. Leurs places sont aujourd'hui occu-
pées par d'autres malades, car à peine on y voit
arriver une ou deux chlorotiques par an.

L'Hospice des Orphelins et Indigens est une autre
institution bien intéressante de la piété et de la charité
de nos pères. Les personnes de tous les sexes que
l'âge , l'infirmité, les maladies , que l'ingratitude des
enfans (il faut le dire en frémissant,) privent des
moyens de subsister , y sont reçues et traitées avec
tous les égards dûs à l'âge et au malheur. C'est là que
sont admis ces êtres foibles et innocens que nos
préjugés , nos mœurs dévouent à l'abandon et à l'oubli. On ne peut se défendre de quelque émotion , en
songeant à cette classe intéressante. Infortunés, on

les soumet à des épreuves ! Ce n'est qu'avec défiance que des nourrices leur présentent le sein ; une
nourriture artificielle est tout ce qu'on leur offre,
et plus de la moitié périt dans les premiers jours de
la vie. L'Administration, attentive, a demandé depuis
peu aux officiers de santé des renseignemens qui obvieront à quelques inconyéniens, et contribueront à
conserver quelques-uns de ces malheureux.

Nous avons encore un Hospice uniquement destiné
aux Insensés. Il est situé dans un bas-fond au levant
du rocher. Il réunit des commodités, des avantages
qu'on trouve rarement dans les lieux consacrés au
traitement de ces sortes de malades ; des salles, des
galeries, des cours, des jardins donnent les moyens
d'adoucir leur sort et de contribuer à leur guérison,
mais les loges sont un peu étroites, basses et malsaines. Il y en a soixante, y compris les chambres.

Cette maison a une administration particulière.
On ne sauroit rien ajouter à la charité, au zèle, aux
lumières des membres qui la composent. On donne
aux malades les soins les plus éclairés, les plus affectueux, et cependant peu d'entre eux reviennent à la
raison. Souvent on a la douleur de voir rentrer,
après peu de tems, des individus qui n'avoient joui
que d'une apparence de guérison.

Le nombre des fous avant la révolution étoit de
vingt-cinq à trente à peu près. Il s'élève aujourd'hui à près de quarante. Les femmes, dont l'imagination est plus vive, y sont toujours en plus grand
nombre que les hommes. La différence est de 16 à
21. Le petit nombre de morts parmi eux prouve les
soins assidus qu'on leur prodigue. Deux, trois malades au plus succombent tous les ans ; il n'est pas
même rare que l'année se passe sans qu'il en meure
un seul.

Il ne manquera désormais aucune ressource aux malheureux. Jamais les pauvres n'avoient été l'objet de tant de sollicitudes. Abandonnés à la froide pitié des riches, on les voyoit autrefois s'arracher quelques restes degoûtans et à demi-corrompus qui ne soutenoient leur existence qu'en portant dans leur sein le germe de mille maladies. Leur pâleur, leur mal-propreté, leurs haillons affligeoient par-tout la vue ; le spectacle de l'humanité avilie, dégradée, le contraste perpétuel du luxe et de la misère, de l'abondance et du dénuement, imprimoient à l'ame un sentiment pénible qu'elle ne connoîtra plus.

Une Maison de Bienfaisance est établie ici depuis quelque tems : elle est administrée par des amis de l'humanité zélés, dont la probité et les vertus forcent la confiance et mettent entre leurs mains des secours qu'ils savent répartir avec l'intelligence la plus heureuse ; des impôts mis sur les spectacles de tous les genres, ajoutent à leurs moyens de soulager les indigens.

Les individus honnêtes et timides que des circonstances malheureuses privent de travail, ceux que des maladies affligent, sont bientôt distingués et prévenus. Ils reçoivent chez eux des matières à ouvrer, des secours, des remèdes gratuits ; car les officiers de santé, accoutumés à soulager les maux de l'espèce humaine, se sont fait un devoir de seconder les efforts des administrateurs.

Les pauvres jadis mendians reçoivent, tous les jours dans la maison, une soupe à la Rumfort qui leur offre une nourriture à la fois propre, simple, agréable au goût et salutaire. Ceux qui sont capables de quelque travail sont occupés et payés.

Tous les malheureux ont part à la bienfaisance ingénieuse de cette administration. Depuis que

l'Œuvre de la Miséricorde, forcée par les circonstances, avoit cessé de s'occuper d'eux, les prison-
niers, voués à un oubli désespérant, à l'ennui, aux
craintes, au malheur, étoient réduits à dévorer un
pain grossier qui n'avoit d'autre assaisonnement que
leurs larmes. Visités aujourd'hui par les membres
de la Maison de Bienfaisance, ils en reçoivent souvent la soupe à la Rumfort, de la viande ; du vin
relève même quelques fois leur courage abattu, et
fait succéder quelques instans de joie à leur tristesse habituelle. L'oisiveté et les réflexions chagri-
nes seront bannies de ces asyles, le travail en pren-
dra la place, il y portera sans doute tous les biens
qui l'accompagnent. Les hommes, les femmes sont
élevés à filer du chanvre, du coton ; les ouvriers
plus habiles instruisent ceux qui le sont moins ;
bientôt tous seront occupés. L'oubli des maux, l'espoir du succès, des récompenses, la perpective d'un
avenir plus heureux adoucissent déjà leur existence
et leur font espérer un meilleur sort.

Les ci-devant communautés religieuses ont abandonné des emplacemens considérables dont quelques-uns ont été mis à profit. De ce nombre sont
le séminaire de St. Charles, le couvent des dames
de St. Louis, celui des Célestins, où le Gouvernement a placé l'établissement d'une succursale où les
invalides trouveront un air pur, des logemens commodes, des jardins agréables, en un mot, tout ce
qui peut adoucir l'existence de ces estimables défen-
seurs de la patrie et les consoler des sacrifices qu'ils
ont fait pour elle.

Combien d'autres endroits offrent aux spécula-
teurs, aux manufacturiers, aux négocians, l'espace,
le logement, les commodités dont ils peuvent avoir
besoin. Une foule de circonstances se trouve réunie

ici pour favoriser le succès des entreprises. De belles eaux pour les teintures, pour le jeu des machines; de grandes et belles routes, un fleuve immense pour le transport, des canaux de navigation dont l'exécution est ordonnée et commencée, des matières premières, etc.

Ajoutez que, par sa position, Avignon est le lieu d'entrepôt des marchandises et denrées de toute la contrée.

SECTION VII ET DERNIÈRE.

Réflexions sur les moyens de modifier l'influence du climat sur le physique et le moral des habitans, d'utiliser, de multiplier les ressources locales et d'augmenter la propérité de la ville.

IL est inutile de rappeler les changemens que la révolution a introduits dans l'état politique, mais il ne l'est pas d'observer ceux qu'elle a opérés dans nos opinions et dans nos mœurs. La commotion qu'elle a imprimée à tous les esprits, les a rendus propres à rechercher et à découvrir les sources du mieux en tout genre. Quelques réformes heureuses, quelques pas vers le bien ont fait naître des espérances qui seront sûrement réalisées par les magistrats qui nous gouvernent. Leur zèle infatigable, leur surveillance, leurs lumières triompheront à la fois des hommes et des choses. Le bien qu'ils ont fait, est le garant de celui qu'ils feront. Les succès forceront l'admiration. Déjà ils nous ont procuré ce calme heureux qui est le présage et le véhicule des biens qu'ils nous préparent et qui assureront leurs droits à notre reconnoissance.

L'effet le plus précieux de cette tranquillité inté-

E 4

rieure sera la réparation des pertes que la population a essuyées dans la révolution , sur-tout si la
paix tant desirée vient combler enfin nos espérances. Quand les passions meurtrières au dedans ,
quand les guerres cruelles au dehors cessent de
moissonner ou de tourmenter les hommes , on ne
craint point de contracter la plus douce des rela-
tions , on cède au vœu le plus impérieux de la nature , et la population fait , d'une année à l'autre ,
les plus sensibles progrès.

A ces considérations ajoutons l'abolition du mona-
chisme , les mariages devenus plus fréquens par la
crainte des réquisitions et d'autres causes , la vente
des biens nationaux qui , répartis entre des citoyens
nombreux qui ne possédoient rien , favorisera les
unions de cette nature , en diminuant la crainte
de se donner des successeurs malheureux. L'inoculation de la vaccine contribuera à son tour à fermer
les plaies faites à la population. Tôt ou tard elle
sera généralement adoptée , et servira à extirper un
des fléaux les plus redoutables à l'humanité.

Il n'en est pas d'ailleurs de la dépopulation actuelle comme de celle qui seroit occasionnée de
longue main par un vice intérieur ou constitution-
nel ; le mal est presque incurable dans ce cas. Les
causes qui ont opéré la nôtre sont trop connues ,
et il faut espérer qu'elles ne reparoitront plus. Nos
pertes seront donc réparées en peu de tems.

L'exemple de l'Amérique libre , qui a vu tripler
en vingt ans sa population , son capital , son agriculture et décupler son commerce , nous offre un
tableau consolant de comparaison qui ne permet pas
de douter que la même cause ne produise chez nous
les mêmes effets. L'Angleterre elle-même ne doit-
elle pas à sa révolution de 1688 tout ce qu'elle a

acquis de puissance, de richesse, de prospérité et de lumières ?

Le commerce, en multipliant nos rapports, nos communications avec les autres peuples, ne contribuera-t-il pas à rendre à nos mœurs leur aménité, à éclairer nos esprits par des comparaisons utiles, et à nous guérir ainsi de notre ignorance et de nos préjugés plus funestes encore ?

Un mouvement de zèle et d'émulation se fait appercevoir dans toutes les classes ; il faut l'éclairer et le diriger. Profitons de cet élan favorable ; il n'y a souvent qu'un moment dans les grandes comme dans les petites choses.

C'est à répandre l'instruction, à multiplier les connoissances, à favoriser tous les genres d'industrie utile, que doivent tendre les efforts de nos magistrats, et on leur doit cette justice qu'ils n'épargnent rien pour amener cet heureux résultat.

Une société littéraire sous le nom de lycée d'agriculture, sciences et arts de Vaucluse, vient d'être organisée par les soins du citoyen Pelet, préfet de ce département. Des écoles primaires sont déjà en pleine activité. Un collége va être fondé à la demande du citoyen Puy, maire de cette ville.

Un cours d'accouchement vient d'être ouvert à l'hôpital ; des élèves, des sages-femmes trouveront à cette école les lumières nécessaires pour secourir les femmes dans l'état le plus intéressant pour la société et l'humanité. L'art n'a point de momens plus beaux. Une opération conserve la vie à un individu précieux à sa famille, à l'état ; ici deux individus la reçoivent à la fois.

Combien d'autres établissemens seroient déjà en pleine activité, si l'état des finances, si un concours de circonstances plus favorables le permettoient.

Espérons tout du tems et de l'expérience. Espérons sur-tout que de nouvelles formes protectrices arracheront les citoyens aux mains homicides qui les déciment, en montrant, d'un côté, la patente qui légitime leurs meurtres, et en versant, de l'autre, les poisons, la maladie et la mort. C'est dans ce tems où, sous la dénomination générale d'officiers de santé, nous allons voir toutes les branches de l'art de guérir exercées par le même homme, que le Gouvernement doit se montrer plus sévère sur l'admission des sujets.

Aujourd'hui que des écoles primaires et intermédiaires ameneront les jeunes gens par degrés à profiter des leçons qu'ils pourront recevoir dans les écoles centrales, il seroit bon que l'on maintînt ce dernier établissement placé aujourd'hui à Carpentras. Mais pour qu'il fût encore plus utile, il faudroit qu'on en ordonnât la translation à Avignon. Le nombre des écoliers y seroit beaucoup plus considérable à raison d'abord du plus grand nombre d'habitans, ensuite ceux qui devroient se déplacer pour s'y rendre, le feroient plus volontiers pour une grande ville où ils auroient sous les yeux tout ce qui peut exciter l'émulation, faire naître le goût de l'étude, celui des arts, des sciences, des talens utiles à la société, etc.

Nous avons un tas immense de livres qui peut fournir la base d'une très-belle bibliothèque. Il faut que ce cahos soit débrouillé, qu'on le classe, qu'on le mette en ordre, qu'on élague ce qui est mauvais, qu'on échange les livres doubles, qu'on les vende pour acquérir ce qui manque, afin que tous les arts, toutes les sciences trouvent dans ce dépôt les moyens de s'étendre et de se perfectionner.

Nous avions autrefois un jardin de botanique fort étendu; il réclame aujourd'hui ses productions utiles et variées, ainsi qu'un professeur pour les faire connoître et en diriger l'emploi.

L'effet préservatif de la vaccine n'est plus équivoque aujourd'hui. Le rapport du comité central qui va paroître incessamment ne laissera aucun doute à ce sujet. Si on nous accorde un hospice de vaccination, il faut convenir que peu de pays seront plus heureux et posséderont plus de moyens de subvenir aux besoins de toutes les classes et d'assurer la prospérité commune.

On a vu que la ville est fréquemment exposée à être inondée; il paroit qu'on pourroit prévenir les effets dangereux qui peuvent résulter des inondations, et prémunir la ville contre ces fléaux, si l'on pouvoit empêcher les eaux de pénétrer dans son enceinte.

Il faudroit pour cela faire construire à toutes les portes, à toutes les ouvertures des égouts, aux endroits par où pénètrent les sorgues, des rainures dans lesquelles on pût engager aisément des vannes de mesure, d'une force suffisante, derrière lesquelles on pourroit promptement établir des digues, avec de la terre, des pierres, du fumier, etc. On pourroit d'autant plus compter sur le succès de cette mesure, que les murailles interdisent par-tout ailleurs l'entrée aux eaux, que celles-ci, qui viennent très-vîte, se retirent avec une égale rapidité, et que la grande masse se seroit ainsi écoulée avant qu'une certaine quantité eût pu pénétrer par filtration, par surgeons dans les plus bas quartiers. Il seroit bon que les vannes fussent doubles, qu'elles fussent établies à poste fixe comme le sont les sarrasines aux portes du palais, afin qu'on n'eût qu'à les laisser glisser au moment du besoin.

Il seroit encore à propos d'élever le sol derrière les murailles avec des ruines, des terres mortes, etc., afin d'avoir ainsi un double rempart. On boucheroit, par ce moyen, beaucoup de trous, on fortifieroit les murailles, on les rendroit plus propres à résister à l'impulsion des eaux, à s'opposer à leur entrée dans la ville, et l'on auroit des matériaux tout portés pour construire en diligence les digues aux portes quand il le faudroit.

Mais que deviendroient les eaux des sorgues? Il existe des moyens de les détourner. On les emploie lors des curages; on les mettroit en usage dans ce moment. Si l'on étoit surpris, les eaux des sorgues, bientôt confondues avec celles du Rhône, ajoute- roient peu à leur masse et n'aggraveroient pas les dangers de l'inondation.

Dans ces momens de calamité, il semble que tout se réunisse pour mettre le comble à la misère com- mune. Pendant les inondations, tous les moulins à farine ne peuvent plus aller, leur mouvement est également intercepté quand l'hiver charge les rivières de glaçons et suspend leur cours. On est alors exposé à manquer de farine. C'est apparemment pour ob- vier à cet inconvénient que nos anciens avoient fait pratiquer des moulins à vent sur le rocher. Il faut donc qu'on les rétablisse. Il faut plus encore : comme il ne fait souvent pas le moindre vent dans les tems d'inondation, on fera bien de les construire de ma- nière qu'ils puissent être mis en jeu par des hom- mes ou des chevaux. On auroit manqué de pain cette année, si depuis quelque tems les négocians n'avoient tourné leur industrie vers le commerce des farines. Leurs magasins nous ont épargné ce malheur, qui en eût infailliblement attiré beaucoup d'autres.

Avignon avoit autrefois des foires en quatre diffé- rens tems de l'année. C'étoit en Février pour saint Mathias, en Mai, en Septembre et en Novembre.

Ces foires sont réduites à peu de chose et sont si peu importantes que la majeure partie des habitans ne les connoît point. Peu de pays offrent pourtant plus d'avantages pour ces sortes d'établissemens. Ne seroit-il pas convenable qu'on les rétablît, qu'on les étendît, en invitant les marchands à s'y rendre, en les récompensant par des primes, en les favorisant par tous les moyens que le Gouvernement a entre ses mains ?

Dans des tems où l'on ne doutoit de rien, on eut aussi l'idée de créer un marché hebdomadaire comme celui de Carpentras. On ne réussit pas, par le vice des moyens qu'on employa. Aujourd'hui que l'ordre, le bon sens et le discernement président à tout, on feroit fort bien d'essayer de réaliser un projet qui contribueroit beaucoup à augmenter les ressources et les commodités des habitans, qui les tireroit de leur engourdissement et de leur paresse, en flattant leur intérêt et en excitant ainsi leur industrie.

Seroit-il impossible de neutraliser les vices du climat, ou du moins de les atténuer ? Non, sans doute. C'est sur le moral que son influence se fait le plus sentir. On sait jusqu'à quel point elle peut être modifiée par une infinité de circonstances. Elle seroit donc à peine sensible, si, par une suite des changemens que doivent opérer une meilleure éducation, des tems plus favorables au développement de nos facultés intellectuelles, nous acquérions des lumières plus étendues, une raison plus solide ; si nos ames, en un mot, prenoient une trempe plus ferme et plus vigoureuse.

On doit à peine tenir compte ici de l'influence du climat sur le physique, elle est à peu près nulle dans l'état de santé ; si elle se fait appercevoir un peu, c'est dans l'état de maladie. On devra d'autant moins la redouter, que l'art de guérir, en se perfectionnant comme tous les autres , peut multiplier nos victoires sur la nature.

L'intempérie·sèche qui fait le principal caractère de notre climat et qui nuit aux productions territoriales , perdroit aussi beaucoup de son activité , si notre territoire coupé par de nouveaux canaux portoit des eaux plus abondantes , si couvert par un plus grand nombre d'arbres , il conservoit la fraîcheur sous leur ombre. Sans doute alors les émanations qui s'en éléveroient, répandroient dans l'air de douces rosées qui le rendroient moins sec , plus frais et plus salubre. Les besoins de l'agriculture exigent d'ailleurs ces améliorations. Dans l'état actuel les eaux ne suffisent pas à la fois aux besoins des terres et à ceux des usines. Celles-ci sont sans action pendant qu'on arrose. Le crédit, l'autorité ferment-ils les canaux d'arrosement en faveur des usines, les terres bientôt épuisées voient maigrir leurs produits; ceux-ci se fanent, se dessèchent , se courbent vers leur mère, comme pour lui redemander ses premières faveurs, et vont bientôt périr, si des pluies ou de nouvelles eaux ne viennent leur rendre la vigueur et la vie.

Le sol fourniroit beaucoup de produits d'un autre genre que ceux qu'on y perçoit. Ne seroit-il pas à propos d'en favoriser la culture ? Le tabac y étoit anciennement cultivé avec un très-grand profit. Les houblons y réussissent , ainsi que le coton. On a fait depuis peu des essais qui prouvent que la rhubarbe , l'indigot s'y pourroient aisément naturaliser.

Voilà bien des moyens d'amélioration. Si l'on réveilloit le goût des fêtes champêtres ; qu'on fît renaître l'amour des jeux, des exercices propres à fortifier le corps, à réunir les hommes et à les placer dans cette disposition d'esprit qui porte à se pardonner, à s'aimer ; rien ne manqueroit bientôt au bonheur et des magistrats et des habitans.

TABLE
DES MATIÈRES.

AVIS DES ÉDITEURS.

L'Institut de santé et de salubrité du département d Gard séant à Nîmes, dans sa séance publique du 5 Germint an 10, a décerné à l'auteur de cette Topographie un de prix qu'il destine tous les ans aux meilleurs ouvrages qui lt sont adressés et qu'il juge dignes d'être soumis à un con cours. Le suffrage de cette Société savante est honorable Il préjuge l'opinion qu'on doit se former de cet ouvrage e nous dispense de rien dire de plus en sa faveur.

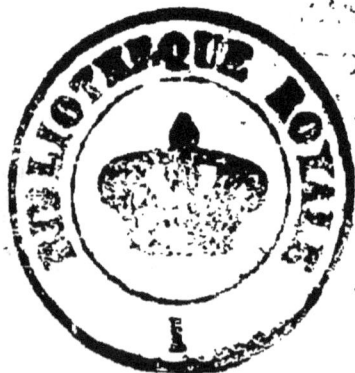

www.ingramcontent.com/pod-product-compliance
Lightning Source LLC
Chambersburg PA
CBHW050618210326
41521CB00008B/1307